청년 건강백세 ⑫

코 성형 · 코 질환

청년 건강백세 ⑫

코 성형·코 질환

정동학(심미안 의원 성형 클리닉 원장) 지음

좋은 책 좋은 독자를 만드는—
㈜신원문화사

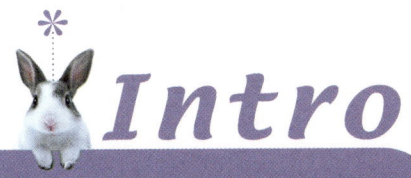

코가 예뻐야 얼굴이 살아난다

클레오파트라의 코가 조금만 낮았더라도 세계의 역사가 달라졌을 것이다라는 말이 있다. 그만큼 코가 사람의 얼굴에서 차지하는 비중이 높다고 할 수 있다. 아무리 얼굴이 예쁜 여성이라도 코가 예쁘지 않으면 얼굴의 미모가 살아나지 않는다.

얼마 전 한 결혼 전문 잡지에서 예비 신부들을 대상으로 한 설문 조사에 의하면, '결혼 전에 가장 받고 싶은 성형 수술은 무엇인가?' 라는 질문에 코 성형이 1위로 꼽혔다.

이 결과에서 보듯이 코는 여성의 아름다움을 상징하는 중요한 부위임을 알 수 있다.

많은 연예인들이 코 성형을 했다는 것은 이미 널리 알려진 사실일 정도로 코 성형은 현재 가장 보편적으로 시행되는 수술이다. 더욱이 요즘은 미용 면에서의 코 성형뿐만 아니라 교통사고나 산업 재해로 인한 코뼈의 골절 등으로 코 성형을 하는 수요가 더욱 높아지고 있다.

코 성형 시 항상 염두에 두어야 할 것은 미적인 면과 기능과의 조화이다. 코의 기능과 구조에 장애를 주지 않으면서 미적인 만족감을 얻기 위해서는 코의 해부학적인 지식은 물론 환자의 욕구와 이상적인 코의 기준 그리고 다양한 경험과 풍부한 상식을 갖추어야 한다. 그런 자질을 갖춘 전문의를 만나는 것도 환자의 입장에서는 행운이라고 할 수 있다.

다른 성형 수술도 마찬가지지만 코 성형은 재수술이 상당히 힘들다. 그러므로 처음에 수술을 받을 때 병원을 잘 선택해야 한다. 수술이 잘못되었을 경우, 최초에 수술을 한 의사가 재수술을 하는 것도 쉬운 일이 아니지만 다른 의사가 재수술을 한다는 것은 더욱 난감한 일이기 때문이다.

이비인후과를 전공한 후에 코 성형만을 전문으로 해 온 필자는 몇 해 전 코 성형 수술에 대한 전문 서적을 출간한 바 있다. 하지만 그 책은 의사들을 위한 학술 서적이었던데 반해, 이번에는 일반 독자들을 대상으로 쉽게 풀어쓴 책을 내게 되었다. 코 성형뿐만 아니라 코 질환에 대한 내용을 함께 다룬 것도 일반 독자들의 이해를 돕기 위함이다. 이런 의미에서 필자가 느끼는 보람도 크다고 할 수 있다.

  우리 심미안의원 성형 클리닉은 지금까지 그래 왔던 것처럼 '아름다운 코 만들기'라는 대장정을 계속할 것이며, 그 대장정이 주는 보람을 마음껏 누릴 것이다. 아울러 이와 같은 대장정의 일환으로 한 이 책이 큰 몫을 하리라 믿는다.

  이 책이 나오기까지 도움을 주신 모든 분께 감사 드리며, 사랑하는 아내와 딸 현아와 함께 기쁨을 맛보고 싶다.

심미안 의원 성형 클리닉 원장 정 동 학

Contents 차례

1장 아름다운 코 만들기

1. 제대로 알아야 가꿀 수 있다   15
   - 코의 구조에 대하여   15
   - 코를 지탱해 주는 코중격   18
   - 코 안은 운동장보다 넓다   19

2. 아름다운 코를 위하여   20
   - 코 수술, 언제 하는 것이 좋은가?   20
   - 가장 많이 애용하는 코끝 수술   21

3. 기능성 코 성형에 대하여   22
   - 코의 고통에서 벗어나자   22
   - 다양한 코 수술   24
   - 성형 수술은 누구나 누려야 할 혜택   26

4. 아름다운 코를 위하여   27
   - 얼굴이 못생겨서 죄송합니다?   27
   - 마음이 얼굴이다   29

2장 생각을 바꾸면 세상이 즐겁다

1. 자연스러운 코, 아름다운 코   33
   - 자연스러운 코가 아름답다   33
   - 얼굴에 맞는 코가 아름답다   34

2. 코 수술은 코 전문의가 해야   37
   - 휘어진 코의 성형에 대하여   37
   - 부작용을 알고 대비하자   38
   - 세분화와 전문성이 강조되어야   39

3. 코 성형에 관한 몇 가지 오해   40

3장 예쁜 코를 위한 제안

1. 눈과 코의 조화를 위하여   53
   - 알아두면 좋은 눈 성형   53
   - 눈 사이가 가까워야 코를 세운다?   54

2. 아름다운 코를 위한 제안   55
   - 휘어진 코를 살리기 위하여   55
   - 아름다운 코를 위하여   56
   - 콧대는 자연스럽고 아름답게   60

3. 새롭게 각광받는 보톡스   62

4. 알아두면 도움되는 수술 정보   65
   - 코를 높이는 수술   65
   - 휘어진 코의 교정   65

 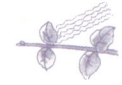 

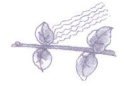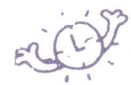

매부리코의 교정 65
코끝의 교정에 대하여 66
그 외의 코 성형 수술 66
수술 후의 부작용에 대비하자 68

4장 돋보이는 얼굴을 위한 코 교정

1. 유형별로 본 코와 교정법 75
　매부리코의 교정 75
　복코 76
　앵무새 부리코 77
　너무 들어올린 코 77
　양쪽 비대칭 78
　피노키오 코 78
　휘어진 코와 비중격 78
　화살코 79
　눈 사이의 거리와 코 성형 80

2. 수술 전에 알아두어야 할 상식 81
　가슴 연골과 코 올리기 81
　구순열 코의 변형 81
　귀 연골 떼는 위치 82

코 폭을 줄이는 수술 83
늘어진 코기둥의 교정 83
아래코 연골의 변형 83
비중격 결손의 치료 84
선천적 코의 변형 85
보조개 수술 85
이마를 올리는 수술 85
콧구멍의 변화 86
코막힘과 휘어진 코 86
콧등 폭을 줄이는 수술 87
파라핀 재수술 87
코뼈의 골절 88
작은 코의 수술 88
코를 올리고 진피를 이용한 입술 융기 89
코 폭을 줄이는 수술 89
코의 부기와 눈가의 멍 90
진피와 코중격 연골 90
콧망울 폭 줄이기 91
귀족 수술에 대하여 91

3. 실리콘, 이 점에 주의해야 92
　실리콘, 부작용이 문제다 92

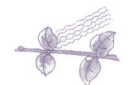

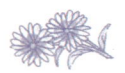 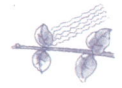 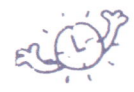 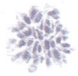

　　　　장기적으로 가장 안전한 가슴 연골　94
　　　　대안으로 등장한 가슴 연골　　　　96

5장　콧병, 이렇게 해결하자

　1. 귀찮은 축농증, 그 실체를 안다　　　99
　　　　축농증이란 무엇인가?　　　　　　99
　　　　급성 부비동염에 대하여　　　　　99
　　　　수술이 필요한 만성 부비동염　　100
　　　　비염과 축농증, 이렇게 구별한다　101

　2. 감기로 오인하기 쉬운 축농증　　　102
　　　　축농증, 합병증을 일으키기도　　102
　　　　정확한 진단이 우선　　　　　　104
　　　　만성 축농증은 내시경 수술을　　105

　3. 코막힘, 예방에서 치료까지　　　　105
　　　　코가 막히는 근본적인 이유　　　105
　　　　냄새를 맡지 못해 답답하다면　　106
　　　　코막힘의 치료　　　　　　　　109

　4. 수면 무호흡증 동반한 코골이　　　110
　　　　코골이, 중년 남성에게 특히 많아　110

　　　　자칫 심각한 합병증 유발하기도　113
　　　　심한 코골음은 구개 인두 성형술로　115
　　　　고주파로 코골이에서 탈출하자　117

6장　알레르기 때문에 고생이라면

　1. 지긋지긋한 알레르기성 비염　　　121
　　　　알레르기 체질은 봄이 무섭다　　121
　　　　코가 막히고 콧물이 흐르는 이유　123
　　　　어떻게 치료해야 하나?　　　　　125
　　　　심할 때는 항히스타민제를 복용　127
　　　　원인 물질부터 찾아내자　　　　128

　2. 꽃가루 알레르기, 이렇게 맞서라　129
　　　　천식으로 생명이 위험하기도　　129
　　　　예방이 최선의 치료법이다　　　131
　　　　알레르기가 심하면 응급 처치를　132
　　　　꽃가루 예보란 무엇인가?　　　133

7장　코 성형·코 질환에 관한 Q&A

　1. 모양보다 자신감이 우선　　　　　137

 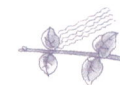 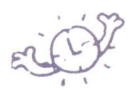

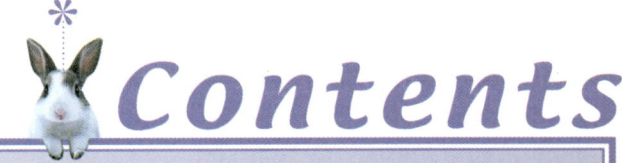

2. 철저히 이해하고 준비하자　　　　140

3. 수술 전 마취 방법과 작용에 대하여　144

4. 부작용 때문에 고민이라면　　　　145

5. 코 질환, 원인부터 제거해야　　　　147

부록 콧병에 좋은 생활 요법

Chapter 1

*아름다운 코 만들기

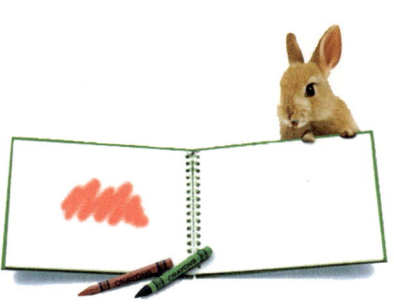

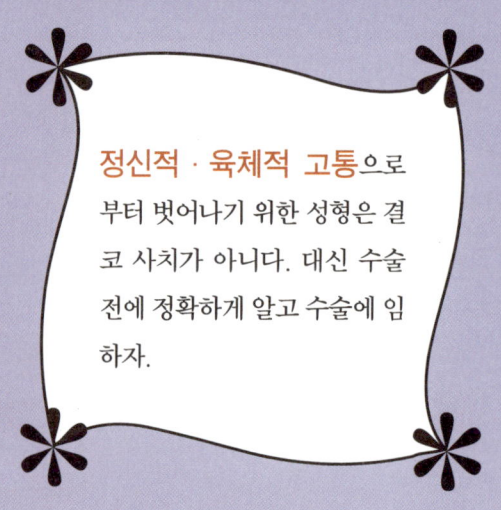

정신적·육체적 고통으로부터 벗어나기 위한 성형은 결코 사치가 아니다. 대신 수술 전에 정확하게 알고 수술에 임하자.

1. 제대로 알아야 가꿀 수 있다

코의 구조에 대하여

먼저, 코의 구조를 아는 것이 예쁜 코를 가꿀 수 있는 선결 조건이다.

코는 코뼈가 전체의 3분의 1을, 그리고 위물렁뼈와 아래물렁뼈로 구성되어 있다. 이 구조를 자세히 살펴보면, 아래로 내려올수록 부드럽게 되어 있다. 즉, 호흡 통로는 유지하면서 코뼈의 골절을 줄이는 구조를 갖추고 있다. 이것은 우리 몸 중에서 코뼈가 가장 많이 튀어나와 그만큼 골절 빈도가 높기 때문이다. 다시 말해, 코뼈의 골절을 줄이려고 앞으로 튀어나올수록 부드러운 구조로 되어 있다. 그럼에도 불구하고 골절이 가장 많은 곳이 코이기도 하다.

* 코의 구조 *

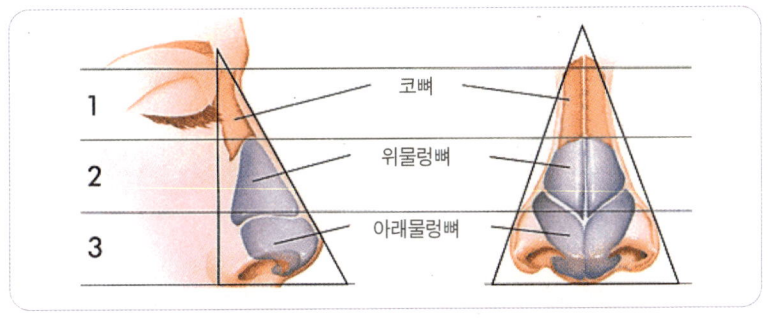

부드러운 부분인 아래물렁뼈는 콧구멍을 좌우로 나누는 칸막이 뼈인 비중격(기둥뼈)의 지지를 받지 못한 채 여러 연조직에 의해

윗물렁뼈에 붙어 있다.

코 안에는 중간의 비중격(코중격)과 옆쪽 벽의 구조로 크게 나눌 수 있다. 이 구조도 코 성형과 밀접한 관계가 있다. 코는 모양이 중요한 것이 아니라 호흡 통로라는 역할이 중요하기 때문이다. 특히 코가 휘어진 사람의 경우 대부분 코중격의 휘어짐도 함께 하고 있다.

따라서 코 수술을 할 때는 모양도 중요하지만 코의 기능을 손상시키지 않도록 해야 한다. 만일 코의 기능이 손상되었다면 우선 이것을 회복시켜 주어야 한다.

아울러 코끝 수술에서 실리콘을 코끝까지 무리하게 밀어 넣는 것도 코가 지닌 해부학적 특성을 무시하는 것이다. 따라서 각별한 주의가 요구된다.

* 코의 내부 구조 *

 Doctor's clinic

코의 해부학적 구조

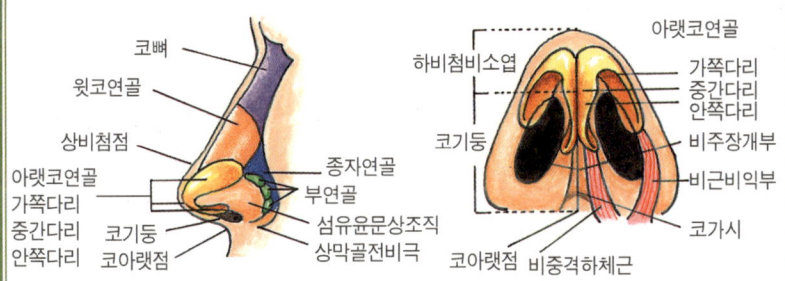

🔹 피부
미간에서 콧등으로 이어지는 부위가 가장 두껍고 콧등의 피부가 가장 얇고 유동적이며 아래쪽으로 갈수록 피부가 두꺼워진다.

🔹 피하 조직
코의 피하 지방 조직과 섬유 지방 조직의 두께나 조밀도는 개인에 따라 차이가 많으며, 서양 사람보다는 동양 사람이 훨씬 두꺼운 편이다.

🔹 코뼈
비골의 큰 상단부의 1/3 정도를 차지한다.

🔹 윗코 연골
코의 중앙부에서 코의 모양을 형성하고 있는 연골 부위를 말한다.

🔹 아랫코 연골(코끝 연골)
코의 하반부에서 코끝 모양을 형성하고 있는 연골로, 코 성형 수술 시 코끝의 크기나 모양을 바꿀 때 비익연골 수술이 주로 이루어진다.

🔹 비중격 연골
코의 정중앙부에서 콧등 모양을 형성하고 있는 얇은 판 모양의 연골로, 충격에 의해 콧등이 S자 또는 C자형으로 변형될 수 있는 부위를 말한다.

코를 지탱해 주는 코중격

휘어진 코는 코중격 연골과 코중격뼈를 모두 제대로 잡아야만 코 모양의 회복과 함께 호흡도 원활해진다.

휘어진 코에서 코중격을 바로잡지 못하면 완전하게 곧은 코는 사실상 생각할 수 없다. 이런 까닭에 많은 병원에서 휘어진 코의 교정을 가장 어려워하고 있다. 이것은 휘어진 코의 경우 코중격의 휘어짐을 동반할 뿐만 아니라 코중격 수술은 제대로 훈련받지 않은 경우가 많기 때문이다.

코중격이 심하면 그만큼 호흡이 어렵다. 더러 코중격이 없는 반대쪽 코 안은 두 배로 넓어서 호흡이 가능할 것이라고 생각하기 쉽다. 그러나 코의 신경은 매우 민감해서, 공간이 필요 없이 넓어지면 비후성 비염이 일어난다.

참고로 코에는 생리적 주기인 비주기라는 것이 있다. 비주기란 양쪽의 콧구멍이 번갈아 가면서 교대로 일을 하는 현상을 말한다. 즉, 양쪽 콧구멍으로 숨을 쉬는 것이 아니라 한 시간씩 한쪽 코로 숨을 쉬고 그 사이에 반대쪽 코는 활동을 쉰다. 따라서 비중격 만곡증으로 왼쪽 코가 막힌다면 왼쪽 코가 숨쉬는 동안은 코가 막히고 오른쪽 코가 일할 차례가 되면 숨이 뚫리는 것이 반복된다.

코중격 수술의 경우 예전에는 코중격 연골을 모두 제거하는 것이 일반적이었다. 하지만 그 경우 콧등이 낮은 안장코가 생기는 일이 다반사였다. 그래서 현재는 휘어진 부분의 연골만을 제거하는 수술을 하고 있다. 이것을 비중격 성형술이라고 부른다.

종합병원의 경우 코 안쪽은 이비인후과에서, 코 바깥은 성형외과에서 수술하는 사례가 흔하다. 그런데 이 경우 코 안쪽과 바깥의 연결 부위에서 문제가 발생할 수 있다. 문제가 발생한 후에는 서로 결과에 대한 책임을 미루는 일도 적지 않다. 따라서 수술은 한 명의 의사가 모든 책임을 지고 시술하는 것이 바람직하다. 선천적 혹은 후천적으로 생긴 비중격의 만곡을 완벽하게 교정하지 못할 경우 대부분 일부분이라도 다시 휘어질 우려가 있기 때문이다.

코 안은 운동장보다 넓다

외상으로 인해 코가 약간 가라앉은 환자들이 "코가 주저앉은 탓에 코가 자주 막힌다"는 말을 하곤 한다. 그러나 이것은 심리적인 증상일 뿐, 비중격 만곡이 동반되지 않는다면 이런 증상이 발생하지는 않는다.

많은 경우 외비(外鼻), 즉 삼각뿔형으로 융기한 부분의 변형에 대한 고민 때문에 코가 막힌다고 여기는 것에 불과하다.

코의 측면에는 손가락 모양의 비갑개들이 있다. 비갑개는 콧구멍 안쪽 바깥벽에 있는 3개의 콧살로, 공기와의 접촉을 많이 하도록 하는 기관이다.

코는 호흡 통로 이외에 흡입되는 공기 중의 먼지를 잡아 정화하고 온도와 습도를 맞추는 역할을 한다. 소리의 공명과 후각 작용, 그리고 축농증이 생기는 곳인 부비강이나 이관의 배설구 역할을 하는 것도 코다.

그런데 일정한 콧구멍 속에서 비갑개가 커지면(비후) 그만큼 공기의 흐름을 막게 된다. 이것이 바로 비후성 비염이다. 비중격 만곡증이 있으면 이와 연관해서 비후성 비염을 함께 일으킨다. 따라서 비중격 만곡증이 있는 환자라면 비후갑개 수술까지 같이 해야지만 코막힘을 완전하게 해결할 수 있다.

따라서 코 성형을 할 때는 축농증이나 비후성 비염, 비중격 만곡증을 체크하는 것이 바람직하다.

* 코 안은 운동장 *

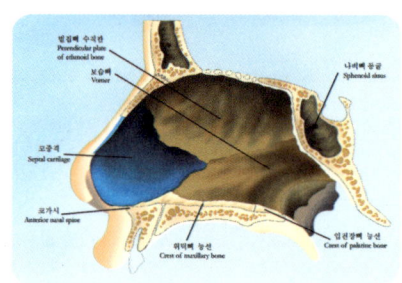 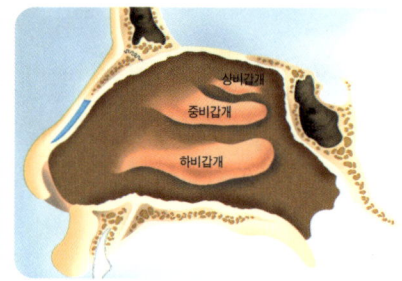

코중격쪽 코 안의 구조　　　　측벽쪽 코 안의 구조

2. 아름다운 코를 위하여

코 수술, 언제 하는 것이 좋은가?

식구들 중에서 자신만 유독 콧등이 매부리코로 휘어졌다고 호소하는 이들이 많다. 왜 이런 일이 생길까?

보통 어릴 때 코를 부딪친 후에 코가 성장기에 들어서면 부딪친 쪽은 성장하지 않고 정상적인 쪽은 성장해서 휘거나 매부리코 등의 불균형이 일어난다. 이 때문에 식구들과 다른 코를 갖게 되는 것이다. 그런데 아무리 보기 싫은 매부리코라도 코가 성장하는 중에서는 수술하지 않는 것이 좋다. 코를 올린 후에 코가 더 자라면 난감하기 때문이다.

코의 성장은 6~9세와 12~16세 사이에 두 번의 급성장기를 갖는다. 이 시기가 지나면 성인의 코와 크기가 같아지고 모든 성장이 멈춘다. 따라서 코가 완전히 성장한 후에 수술을 받는 것이 좋다. 참고로 뇌는 태어날 때 이미 80퍼센트가 성인의 크기로 태어나고, 귀는 6세 때 성인의 크기와 같아져 더 이상 성장하지 않는다.

다만, 코가 자라는 나이는 서양 사람과 동양 사람이 달라서, 서양 사람의 경우 16세에 성장이 완전히 멈추지만 동양 사람의 경우에는 그보다 한 살 많은, 여자 만 16세, 남자 만 17세를 기준으로 한다. 안전을 생각할 때, 여기에 한 살 더 붙여 계산하는 것이 보통이다.

가장 많이 애용하는 코끝 수술

흔히 코끝 수술이라고 하면, 코끝에 연골 한 조각이나 진피 지방 한 조각을 넣는 정도로 알고 있는 사람들이 많다. 그러나 그것은 너무나 기초적인 지식에 불과하다.

가장 흔한 수술이기도 한 코끝 수술은 아래물렁뼈에 대한 수술을 말한다. 콧등은 실리콘 등으로 올릴 수 있다. 하지만 지지 구조가 없는 아래물렁뼈 부위에 실리콘을 이용해서 올릴 경우 코끝은 아래를 받쳐 주는 구조가 없으므로 당연히 처지게 된다.

따라서 아래물렁뼈를 독립적으로 조작해서 코끝만을 올려 주어야 한다. 즉, 콧등 따로, 코끝 따로 올려 주는 수술을 해야 한다. 이렇게 해야만 흔히

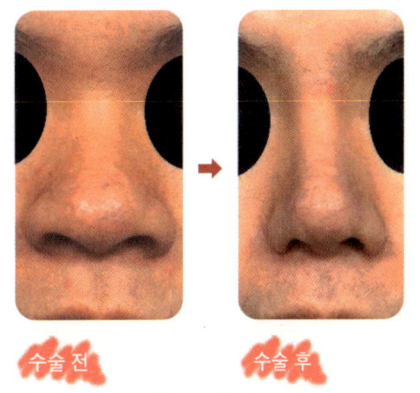

수술 전 → 수술 후
코를 올리고 뭉툭한 코끝을 교정했다.

코끝이 위로 들린 형태를 지칭하는 돼지코도 개선될 수 있으며, 코끝을 묶을 경우 나중에 풀리는 문제도 해결된다.

아래물렁뼈에는 비중격처럼 받쳐 주는 구조가 없으므로 코끝 수술을 위해서는 우선 코끝을 받쳐 주는 구조물이 필요하다. 이 구조물이 받침목(strut)이다.

받침목은 본격적인 코 수술을 하기 위한 준비 단계다. 이것은 바다를 매립한 뒤 건물을 지을 때 침하를 막기 위해 파일을 박는 것과 같으며, 철근 콘크리트 구조에서 철근과 같은 효과를 지닌다.

받침목 자체가 코끝 상승의 효과를 지니고 있는 것은 아니다. 하지만 받침목이 있어야만 코끝이 제대로 서고 아래로 처지는 것을 막을 수 있다. 이 때문에 다른 수술을 겸할 때 받침목이 매우 효과적이다. 흔한 코 수술 중 하나인 연골 간 봉합의 경우 받침대가 없으면 아래물렁뼈의 해부학적 특성상 그 효과를 제대로 보지 못한다. 코끝을 올리는 여러 수술 중 하나인 모자 이식의 경우에도 받침목과 연골 사이의 봉합을 시행한 후에 하는 것이 오랜 기간 좋은 효과를 얻을 수 있다.

3. 기능성 코 성형에 대하여

코의 고통에서 벗어나자

코의 기형에는 여러 가지가 있다. 그 중에서도 환자 당사자뿐 아니라 온 가족을 고통 속에 빠뜨리게 하는 것이 흔히 언청이코라고 불리는 구순열 등의 선천성 코 기형이다.

그런 환자를 자녀로 둔 부모라면 수술 상담을 하는 도중에 심적 고통 때문에 가슴에 쌓인 눈물을 쏟아 내기 마련이다. 그것은 자신의 잘못 때문에 자녀가 고통받고 있다는 회한으로 흘리는 눈물이기도 하다.

얼마 전, 어머니 한 분이 딸아이의 코를 올리고 싶다면서 필자에게 상담을 청했다. 선천적으로 코가 기형이어서 오랫동안 고민한 끝에 수술을 해주겠다고 결정했다는 것이다. 그러나 필자는 당분간은 수술이 힘들겠다고 했다. 당시 환자는 15살로, 평균 17살은 되어야 코의 성장이 끝나고, 그 뒤에야 수술이 가능하기 때문이었다. 아울러 환자는 정상아가 아닌, 다운증후군이라는 선천성 기형을 가지고 있었다. 다운증후군은 정신 지체가 있기 때문에 자신의 코가 낮다는 정신적인 갈등조차 느끼지 못한다.

* 구순열 코수술 *

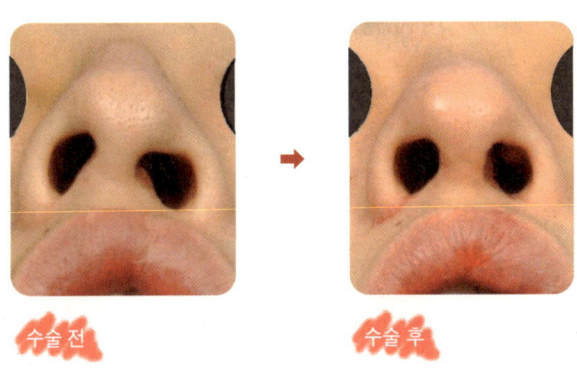

수술 전 → 수술 후

그러나 환자의 어머니는 막무가내였다. 제 자식이 사춘기에 접어들었는데, 낮은 코 탓에 주위로부터 놀림을 계속 받으면 나중에 커서 더 힘들지 않겠느냐, 힘들더라도 자식에게 더 이상 정신적 고통을 주고 싶지 않다는 것이었다. 어떤 일이 있더라도 아이의 고통을 덜어 주기 위해 한시라도 빨리 수술을 받아야 한다고 눈물 섞인 하소연을 했다. 결국 어머니의 눈물에 못 이겨 수술을 진행할 수밖에 없었다.

결과적으로 그 수술은 처음 기대했던 것에 비해 잘 되었고, 후유증도 없었다. 그러나 그보다 중요한 것은 그 어머니의 눈물이었다. 이 일로 필자는 자식에 대한 사랑, 그것보다 더 훌륭한 치료법은 없음을 다시 한 번 생각했다.

다양한 코 수술

코를 성형한다고 하면 많은 사람들이 미용 수술만을 생각해, 실리콘으로 코를 올리는 비싼 수술로 오인하는 경우가 많다. 하지만 보다 구체적으로 살펴보면, 코 성형은 단지 모양을 내기 위한 미용 성형 수술과 기능적 목적이 동반된 교정 수술 그리고 코를 만들어 주는 재건 성형 수술 등으로 나눌 수 있다.

먼저, 코를 올리는 융비술, 매부리코를 바로잡는 곡비 교정술, 주먹코 수술 등은 순수 미용 목적의 코 성형에 속한다. 아울러 기능적 목적이 있는 코 성형 수술에는 만성 코막힘을 유발하는 비중격 만곡증이 동반된 사비(휘어진 코) 교정이 대표적이다. 마지막으로, 재건 성형 수술이란 선천성 코 기형, 암이나 사고로 훼손된 코를 재건하는 수술을 말한다.

병원을 찾는 남성들 가운데 휘어진 코를 교정하는 경우가 50~60퍼센트에 이른다.

✻ 곡비 교정술 전후의 모습 ✻

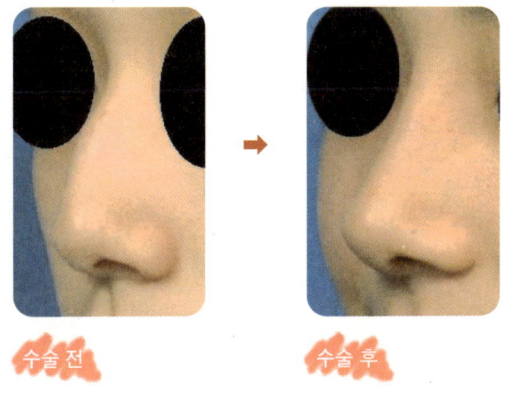

수술 전 → 수술 후

　이것은 대부분 어릴 때 자기도 모르게 코를 다쳤거나 교통사고 혹은 산업 재해 등으로 발생한 경우가 많다. 다칠 당시에는 별다른 이상이 없어서 괜찮을 것이라고 생각하고 그럭저럭 지냈는데, 그것이 나중에 심각한 질환이 되고 만 것이다.

　흔히 병원에서 어릴 때는 축농증 제거술을 포함해 코 수술을 하지 않는 것이 좋다고 말하는데, 이것은 코의 성장이 아직 끝나지 않았으므로 수술 후에 성장과 함께 코가 변형될 우려가 있기 때문이다.

　코는 얼굴에서 가장 튀어나온 부위인 까닭에 가벼운 외상에도 쉽게 손상될 수 있다. 비록 자신도 모르는 가벼운 충격이라고 할지라도 코가 성장하는 급소를 다치면 다친 쪽은 더 이상 자라지 않게 되고, 대신 반대쪽 코만 정상적으로 성장한다. 이러한 이유로 코의 모양이 균형을 잃는 것이다. 코가 휘어진다든지 매부리코, 안장코가 생기는 것도 이 때문이다.

휘어진 코의 대부분은 비중격 만곡증이나 비후성 비염이 동반되어 코막힘이 나타나며, 축농증이나 급성 및 만성 비염도 다른 사람들보다 더 잘 걸릴 수 있다.

그러므로 휘어진 코를 교정할 때에는, 휘어진 코는 물론 비중격 만곡증까지 교정해야 보기 좋고 성능 좋은 코를 만들 수 있다.

성형 수술은 누구나 누려야 할 혜택

얼마 전, 인천 지역 20~30대 남녀 500여 명에게 코 성형만을 대상으로 설문 조사를 한 결과, 이들 중 5.1퍼센트가 코 성형 수술을 희망하고 있으며, 1.5퍼센트는 이미 코 성형 수술을 받은 것으로 나타났다.

이와 같은 결과는, 축농증과 알레르기성 비염을 앓고 있는 사람들의 발병률보다 높은 수치를 나타내는 것으로, 많은 사람들이 코의 모양으로 인해 고민하고 있음을 보여주는 단적인 사례라고 할 수 있다. 물론 전체 성형 수술을 대상으로 조사한다면 더 높은 응답이 나왔을 것이다.

우리 주변에는 사고 후에 코막힘 등의 기능성 장애가 동반된 휘어진 코나 선천성 코 기형으로 정신적·육체적 고통을 받고 있는 사람들이 의외로 많다.

그런 사람들이 고통으로부터 벗어나기 위해 코 성형을 받는다면 그것을 사치라고 할 수 없다.

그런 처지로 고통받는 사람들이 문명의 이기인 자동차를 매일 이용하듯이 문명의 또 다른 산물인 발달된 의술을 받는 것은 너무나 당연하다.

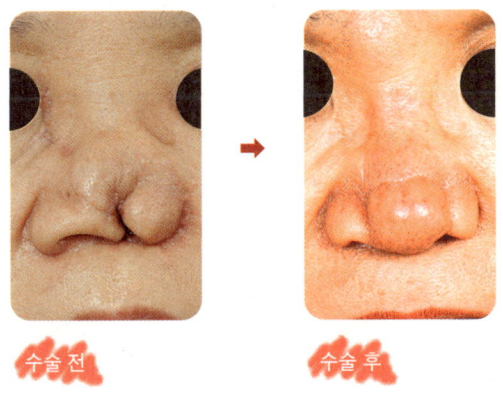

* 코가 없어진 경우의 코성형 *

수술 전 → 수술 후

4. 아름다운 코를 위하여

얼굴이 못생겨서 죄송합니다?

　필자는 2개의 홈페이지를 가지고 있다. 하나는 병원 홈페이지, 다른 하나는 필자 개인이 전용으로 운영하는 홈페이지다. 특히 개인 홈페이지는 딱딱한 진료실과는 다르게 언제든지 환자를 만날 수 있어서 좋고, 진료실에서는 마주앉아 이야기할 수 없는 솔직한 질문이 올라와 그만큼 자연스러운 대화를 나눌 수 있어서 좋다. 서로가 격의 없는 대화를 나누며, 충분한 상담을 할 수 있기에. 더욱이 번거롭게 병원을 찾지 않더라도 자신의 궁금증을 알 수 있으므로 많은 사람들이 좋아하는지도 모른다.

　한번은 '죽고 싶습니다'라는 제목으로 메일이 올라온 적이 있었다. 내용인즉, 친구는 자기보다 학업 성적도 좋지 않은데 곧바로 직장을 구한 것에 비해 자신은 몇 번이나 면접에서 탈락했다는 것이다. 그런데 그 이유가 친구와는 다른 자신의 용모 때문인 것 같다며 하소연을 해왔다.

게다가 짝사랑하던 여자 친구에게 사랑을 고백했는데 퇴짜를 맞고 보니 역시 자신의 얼굴이 문제라는 것이었다.

이에 대해 필자는 이렇게 답해 주었다.

"남들이 보기에 좋은 용모는 그렇지 않은 사람들보다 약간은 유리할지도 모릅니다. 어차피 그런 쪽을 선호하는 사람들도 있을 테니까요. 그러나 남들에 비해 얼굴이 못생겼다는 이유가 인생을 살아가는 데 난관으로 작용하지는 않습니다. 그것은 심리적인 것으로, 자신의 내실을 어떻게 다져 나가고 인생의 가치를 어디에 두느냐에 따라 진정한 인격이 결정되는 것이겠죠. 수술을 생각하기보다는 먼저 용모에 집착하는 자신에 대해 깊이 생각하는 것이 옳지 않을까요?"

그것은 어떤 일이 잘 안 될 때 남을 탓하기보다는 자신의 노력이 부족하지 않았는가를 생각해 보라는 내용이었다. 100대 1의 경쟁률이 있었다면 99명은 불평하지만 불평하지 않는 1명이 있다는 말도 덧붙여 주었다. 아울러 내 자신이 살아온 길과 숱한 난관을 이기고 현재에 이른 경험까지 이야기해 주었다.

그 후로 필자는 그에게서 두 통의 메일을 받았는데, 하나는 답장이 고마웠다는 것이고, 다른 하나는 자신의 생각이 틀린 것 같다는 내용의 편지였다.

물론 그때와는 달리, 지금은 자신이 원한 직장에 다니고 있으며 새로운 여자 친구도 사귀고 있다고 한다.

마음이 얼굴이다

　필자가 아무리 성형 수술을 업으로 삼고 있다고 해도, 개성이 강조되지 않는 인위적인 아름다움은 진정한 아름다움이 아니라고 생각한다. 더욱이 많은 사람들이 얼굴로 인해 고민하는데, 그럴 때마다 미용 성형 수술을 권한다면 그것은 잘못된 결과를 초래할 수도 있을 것이다.

　아주 작은 생각의 차이라고 해도 사람의 행동을 결정짓는 데 매우 다른 결과를 가져올 수 있다. 긍정적으로 생각하느냐 부정적으로 생각하느냐에 따라서 많은 차이를 가져올 수 있다.

　언젠가 '세상에서 가장 재수 없는 사나이'라는 제목의 기사를 읽은 적이 있다. 남들은 일생에 한 번 당할까 말까 한 대형 사고를 무려 마흔일곱 번이나 당했다는 것이다.

　이 기사를 읽고 필자는 다른 사람과는 조금 다르게 생각해보았다. 즉, 단 한 번의 사고에도 목숨을 잃는 사람이 많다는 것을 생각하면 그 사람처럼 운이 좋은 경우도 없을 것이다. 얼마나 운이 좋으면 숱한 대형사고를 당했는데도 지금껏 거뜬히 살 수 있을까?

　필자는 같은 일이라도 어떻게 생각하고 살아가느냐에 따라 그 사람의 인생이 정반대가 될 수 있음을 다시 한 번 생각했다.

　긍정적이고 적극적인 생각이 자신의 인생을 바꿀 수 있다. 이것은 미용 성형에서도 마찬가지다. 결정적으로 자신의 인생이 바뀔 수 있다면 몰라도, 자신의 의지와 상관없는 수술은 그에게 아무런 도움도 주지 못한다.

　남들이 쌍꺼풀을 하니까, 코를 높이니까, 아니면 얼굴을 작게 하니까 등등의 이유로 자신의 얼굴에도 손을 댄다는 것은 바람직한

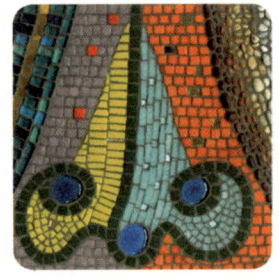

코 성형 수술 이전에 긍정적이고 적극적인 생각을 갖는 것이 무엇보다 중요하다.

일이 아니다.

  아름다움에 대한 개념은 생각하기에 따라 달라진다. 아울러 '맞춤식 미인' 보다는 '자연산 순수 미인' 이 더 사랑받는다는 점을 잊어서는 안 될 것이다.

Chapter 2

생각을 바꾸면 세상이 즐겁다

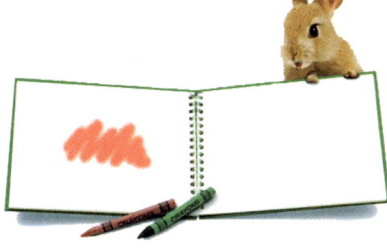

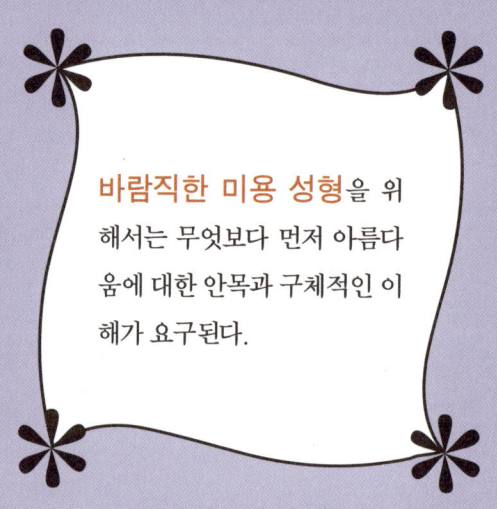

바람직한 미용 성형을 위해서는 무엇보다 먼저 아름다움에 대한 안목과 구체적인 이해가 요구된다.

1. 자연스러운 코, 아름다운 코

자연스러운 코가 아름답다

"자연스럽게 해주세요."

"수술한 티가 나지 않게 해주세요."

이처럼 코 성형을 받고 싶어하는 이들이 가장 선호하는 코 모양은 물론 자연스러운 코일 것이다.

따라서 이런 말은 수술 전에 환자들과 코 성형에 대한 상담을 할 때 쉽게 들을 수 있는 내용이다. 환자들의 소박한 꿈일 수도 있고, 실제로 희망이 그럴 수도 있다.

자연스러운 성형 수술은 환자들에게 가장 간절한 바람이다. 수술 후 환자들의 주요 불만 사항 중 가장 많은 비중을 차지하는 것이 자연스럽지 않거나 수술한 티가 나는 것이라고 하는 것도 이러한 바람 때문일 것이다.

그렇다면 과연 '자연스러운 코'란 어떤 모양을 말할까? 많은 사람들은 자연스러운 코를 높지 않은 코라고 생각한다. 하지만 이것은 환자들의 편견일 뿐이다. 성형 전문의 입장에서 자연스러운 코는 환자의 얼굴에 어울리는 코, 그래서 환자의 얼굴을 좀 더 돋보이게 해주는 코를 말한다.

환자의 얼굴에 잘 어울리는 코란 어떤 환자에게는 높은 코일 수도 있고, 어떤 환자에게는 낮은 코일 수도 있다. 즉, 환자의 얼굴에 어울리는 코는 무조건 높고 낮음이 정해진 것이 아니라, 환자의 얼굴 생김새에 따라 낮을 수도 높을 수도 있다.

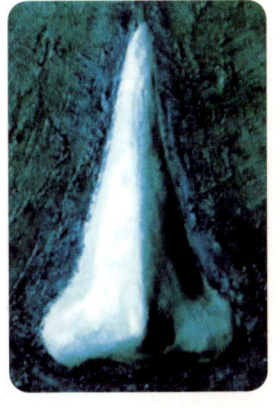

가장 아름다운 코는 자신의 얼굴에 자연스럽게 어울리는 코라는 점을 명심하자.

얼굴에 맞는 코가 아름답다

그러나 코 전문의라고 해서 모두 자연스러운 코에 대한 식견을 갖고 있는 것은 아니다. 환자의 얼굴과 코와의 관계를 분석해서 보다 훌륭한 코 모양을 조언해 줄 수 있는 능력은 하루아침에 이루어지는 것이 아니기 때문이다.

이런 심미안은 그 분야에서 쌓은 오랜 경험과 지속적인 연구를 통해서만 이루어질 수 있다.

환자의 얼굴과 코와의 균형은 고려하지 않은 채 미리 만들어진, 공장에서 찍어져 나온 실리콘 등의 인공 삽입물을 삽입하는 것만으로 수술을 끝낸다면 심미안을 찾기는 어려울 것이다.

이와 같은 수술 방식은 몇몇 환자에게는 좋은 결과를 보여줄 수 있을지도 모르지만, 모든 환자에게 자연스러우면서도 아름다운 코를 선사하지는 못한다.

코 성형 전문의라면 환자 한명 한명의 얼굴 생김새와 코를 주의 깊게 분석해서 거기에 맞는 보형물을 각각 따로 제작할 수 있는 능력을 갖추어야 한다. 환자 역시 자연스러운 코는 높지 않은 코, 오똑하지 않는 코라는 오해를 버리고, 자신 얼굴에 맞는 코가 어떤 것인지에 대해 고민해야 한다.

또한 자신의 얼굴에 어울리는 코를 찾아낼 수 있는 심미안을 갖춘 의사, 그런 코를 제대로 만들어줄 수 있는 능력을 가지고 있는 의사를 찾는 노력도 아끼지 말아야 한다.

아름다운 코, 자연스러운 코는 높지 않은 코가 아니라, 환자의 얼굴 모양에 가장 잘 어울리는 코라는 점을 다시 한 번 명심해 주기 바란다.

* 이상적인 코의 모양 *

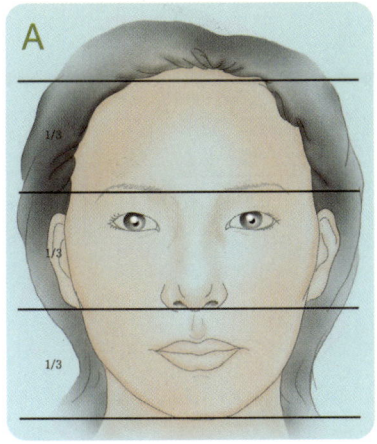

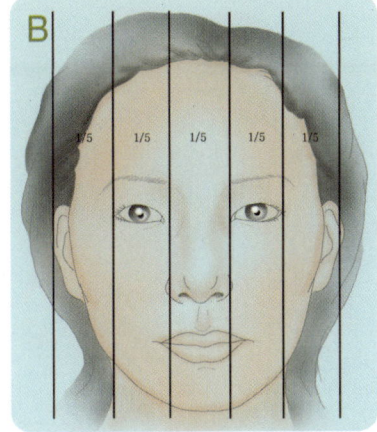

얼굴을 수평 분할 시 코가 차지하는 크기는 1/3 정도이고(A), 수직 분할 시 전체 얼굴의 1/5 정도이다(B)

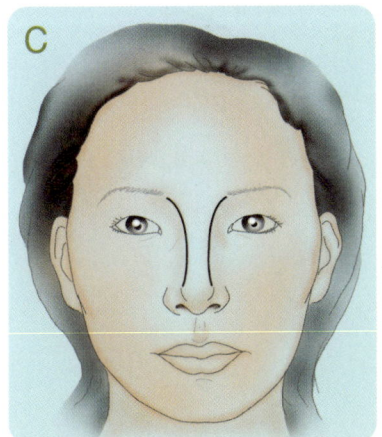

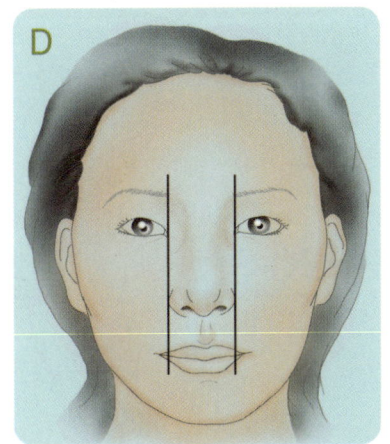

콧등의 선은 정면에서 양쪽 눈썹의 안쪽에서 시작하여 코끝 표현점으로 이어지는 어느 정도의 폭을 가진 두 개의 선으로 보이는 것이 좋다.

콧방울의 폭은 양쪽 눈 사이와 같고, 입술의 폭보다는 작으며, 아래로 갈수록 넓어지는 것이 좋다.

✽ 이상적인 코의 모양 ✽

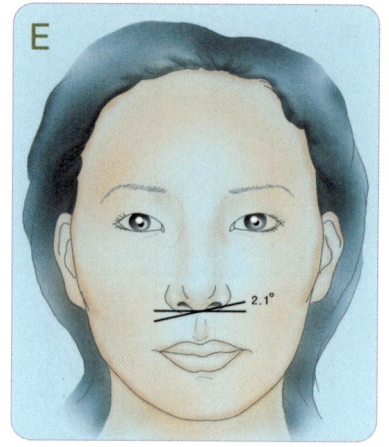

코기둥 밑면에 수평의 선을 그을 때 이 선과 콧방울이 이루는 각은 2.1도 정도가 적당하다.

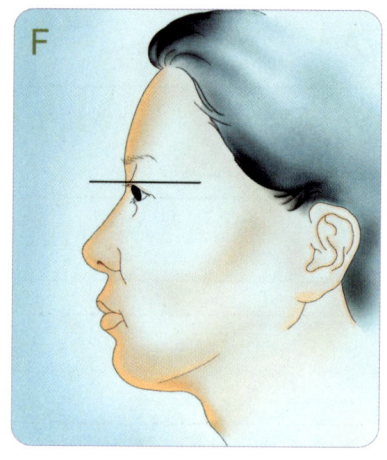

측면에서 볼 때 코의 융기는 상안검 주름이 잡히는 곳에서부터 융기되는 것이 적당하다.

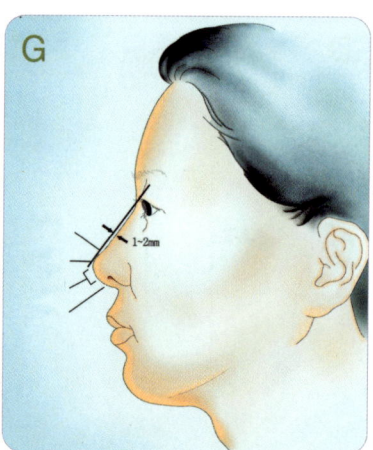

코의 융기는 상안검 주름 부위에서부터 융기되는 것이 적당하며, 콧등은 기와지붕처럼 코뿌리와 코끝을 연결한 선보다 1~2 낮은 것이 좋다.

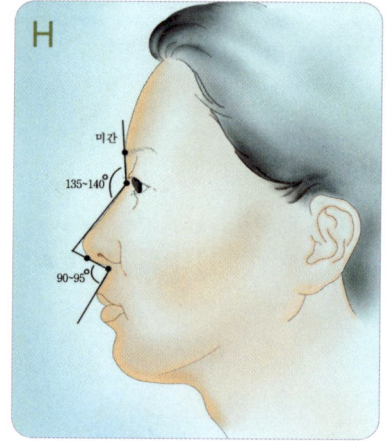

코등과 이마가 코뿌리점에서 이루는 코이마각은 135~140도 정도가 적당하며 코 입술각은 90~95도 정도가 적당하다. 코입술각은 한국인에서 여자의 경우 95도 정도 남자에서는 90도 정도가 선호되고 있다.

2. 코 수술은 코 전문의가 해야

휘어진 코의 성형에 대하여

국내 이비인후과에서의 코 성형은 다소 생소하게 여겨질 수 있다. 그러나 아름다움과 기능을 동시에 가지고 있는 코 성형을 위해서는 그 분야의 지식이 풍부한 전문의여야 한다. 제대도 된 교정을 한다는 것은 미용 수술의 접근만으로는 어렵기 때문이다.

기능과 동반되어 시행하는 코 성형의 대표적인 경우가 '휘어진 코' 성형이다.

휘어진 코는 양측 코뼈의 만곡과 함께 비중격의 만곡이 동반되어 있다. 비중격의 만곡은 필연적으로 코막힘이라는 기능 장애를 가져온다. 또한 비중격 만곡증은 축농증이나 알레르기성 비염의 증상을 악화시키기도 한다.

휘어진 코의 교정 시 코뼈만을 바로잡는 것은 큰 의미가 없다. 비중격은 뿌리와 같아서, 휘어진 코를 제대로 교정하기 위해서는 완전한 비중격의 교정이 필요하다. 좁은 코 안으로 다양하게 만곡된 비중격을 교정해야 하므로 이비인후과 과정을 이수하지 않는 한 완전한 처치가 어렵다.

휘어진 코의 경우 많은 사람들은 특별히 다친 적도 없고, 가족은 다들 괜찮은데 자신만 코가 휘어지고 매부리코라고 고민하며 병원을 찾기도 한다. 그들의 고민과 아픔을 단순히 미용학적인 면에서만 교정한다면 그것은 제대로 된 시술이라고 말할 수 없다.

기능적인 면 외에 이비인후과의 코 성형은 해부학적 구조의 완전한 이해를 통한 수술이다. 따라서 부작용이 적다는 점도 매우 유리하다.

코는 돌출된 구조에 무엇인가를 넣어야 하는 것 때문에 현재 미용 수술 중 부작용 빈도가 가장 높은 부분이기도 하다.

코의 구조는 윗부분 1/3이 코뼈로 되어 있고, 중간은 위물렁뼈, 아래는 아래물렁뼈로 구성되어 있다. 단단한 코뼈는 1/3밖에 튀어나오지 않았지만, 우리 몸에서 골절이 가장 많은 부위이기도 하다. 만약 코뼈가 코끝까지 이어져 있다면 골절의 빈도는 급격하게 증가할 것이다.

코뼈는 단단하고, 위물렁뼈는 중간쯤 단단하고, 아래물렁뼈는 부드러운 구조로 되어 있다. 이것은 골절을 예방하면서도 호흡 통로라는 코의 역할을 충실히 하기 위함이다.

이와 같은 구조적 특성을 무시한 채 마치 못을 박듯이 코끝에서 콧등까지 실리콘을 넣음으로써 부작용이 빈번해진다.

부작용을 알고 대비하자

흔하지는 않지만 성형 수술 후의 부작용으로 인해 사망했다는 보도를 가끔 접한다. 이것은 환자나 의사에게 더할 수 없는 불행이 아닐 수 없다. 그런 보도를 접하다 보면 같은 의사로서 느끼는 안타까움이 이만저만이 아니다.

전문의 입장이 이와 같다면 수술을 받고자 하는 환자의 입장은 얼마나 노심초사할까? 사실 수술을 받는다는 것 자체가 크나큰 두려움이기도 하다. 따라서 미용 성형 수술을 받기로 예정했거나 미용 성형 수술에 관심이 있는 사람이라면 걱정이 앞설 것이 당연하다. 반드시 그런 것을 염두에 둘 필요는 없지만, 단 1퍼센트의 부작용이라도 그것이 자신에게 닥친다면 그것은 절대적으로 치명적인 것일 수 없기 때문이다.

아름다움을 추구하는 미용 성형 수술이 안정성을 담보하지 못한다면 그것은 이미 인간의 행복을 위한 수술로서의 의미와 가치를 상실하는 것이라고 할 수 있다.

미용 성형 수술을 건물을 만드는 것에 비유하기도 한다. 아무리 겉모양이 멋진 건물이라도 모래밭 위에 지은 집처럼 언제 무너질지 모른다면 그 누구도 그 건물을 훌륭한 건물이라고 부르지 않는다. 반대로 겉모양은 전혀 신경 쓰지 않은 채 오로지 바위로 지은 집처럼 튼튼하게만 만든 건물 역시 결코 멋진 건축물이 아니다. 수백 년이 지나도 그 고고함과 멋을 잃지 않으면서도 그 오랜 세월의 풍화 속에도 자신의 자리를 꿋꿋이 지키고 있는 부석사의 무량수전이나 베르사유 궁전 같은 건축물이 모든 이들에게 추앙받는 것은 그만큼 미와 견고함을 두루 갖추고 있기 때문이다.

아름다우면서도 튼튼한 안정성을 겸비하기 위해서는 건축가의 자질이 중요하듯이 미용 수술 역시 마찬가지다. 미용 수술은 아름다운 결과를 보여 주면서도 수술 전후로 환자의 건강에 장애를 주지 않고 부작용 또한 최소로 줄이는 것이 바람직하다.

세분화와 전문성이 강조되어야

최근 사회가 발달하면서 모든 분야가 세분화되는 경향을 보이고 있다. 아무리 전문가라고 해도 그 분야의 모든 것을 도맡아 할 수는 없다. 헤어와 메이크업이 나뉘어 각 분야별로 발전하는 것처럼 성형 역시 그와 같은 추세에 부응하고 있다.

한 명의 의사가 모든 미용 수술을 잘할 수 있는 것은 아니다. 지금처럼 세분화된 사회에서는 그렇게 할 수도 없다. 선진국에서 이비인후과 의사의 코 성형, 안과 의사의 눈 성형, 피부과 의사가 피부 미용을 맡아 하는 등으로 세분화하는 경향이 그 대표적인 예일 것이다.

한 사람의 인생을 바꿀 수도 있는 성형 수술을 하기 위해 뼈를 깎는 인고의 노력이 필요하다.

아름다움과 안전성이 조화를 이루는 바람직한 미용 성형 수술을 위해서는 미용 성형을 하는 의사들 모두가 아름다움을 보는 심미안과 수술하고자 하는 부위의 해부학적인 구조 그리고 그 부위의 기능 및 질환 등에 대해 보다 전문적인 지식과 이해가 있어야 할 것이다. 그것이야말로 문제의 발단을 최소화할 수 있는 길이며, 의사로서의 당연한 도리일 것이다. 이런 윤리 의식을 갖고 환자들을 대해야 하며, 그렇게 될 때 환자도 안전과 아름다움이 조화된 완벽한 미용 성형 수술을 받을 수 있을 것이다.

3. 코 성형에 관한 몇 가지 오해

필자의 홈페이지에 올라오는 사연들은 저마다 각양각색이다. 올라오는 질문들에 답하면서도 답답함을 느끼는 경우가 의외로 많다. 그 이유는 이렇다. 환자들이 조금만 더 깊게 생각하면 절대 후회는 하지 않을 텐데, 서둘러 수술한 탓에 돌이킬 수 없는 부작용에 시달리는 경우가 많다는 점이다. 필자의 답답함이란 그들의 분

별력 없음에 대한 안쓰러움 때문이다.

  이에 대한 이해를 돕기 위해 홈페이지에 실린 두 가지 사연을 소개한다. 그리고 일반인들의 코 성형에 대한 오해와 어려움을 조금이나마 돕기 위해 필자의 견해를 밝히고자 한다.

사례 1 | 수술 후 부작용 때문에 세 번이나 수술을

  저는 몇 년 전, 코 수술 후 세 번에 걸친 재수술로 육체적·정신적으로 엄청난 고통을 받고 있습니다. 수술을 계획하거나 이미 한 분들께 도움이 되었으면 하는 바람에서 이 글을 씁니다.

  사전에 충분한 정보를 가지고 'OOOO 전문의'라는 곳에서 수술을 했습니다. 의사는 제 코를 보더니 충분한 설명도 없이 L자형 실리콘을 주입했는데, 그게 탈이 난 것은 6개월 정도가 지난 후였습니다. 의사의 설명으로는, 코는 6개월이 지나야 완전한 모양이 나온다고 합니다. 이 L자형이라는 것은 일명 주윤발의 코처럼 생긴 코를 뜻하며, 그 당시에는 주윤발의 인기와 함께 널리 유행한 것으로 알고 있습니다.

  이것은 코 끝 부분에 와서 L형과 같이 휘어져 있는데, 이 부분에서 문제가 생겼습니다. 이 부분이 자꾸 살을 뚫고 튀어나오는 것입니다. 어디에 부딪히거나 심하게 만진 적도 없는데 말입니다. 처음에는 '이럴 수도 있겠지' 하는 생각에서 무심히 넘기고 말았습니다. 그 당시에는 인터넷이 초창기라서 지금처럼 필요한 정보를 쉽게 찾을 수 없었습니다. 그리고 재수술을 받았습니다. 수술 때의 마취 주사의 통증과 코로 넘어오는 엄청난 피를 목으로 넘기던 기억을 떠올리면 지금도 끔찍합니다. 그런 수술을 네 번이나 받게 되었습니다.

처음에 모양이 약간 튀어나왔을 때는 그러려니 하고 생각했습니다.

하지만 명심하십시오. 약간만 울퉁불퉁하게 튀어나와도 언젠가는 그것이 반드시 살을 뚫고 나온다는 사실을. 결국에는 피부가 이런 현상을 이기지 못하고 실리콘이 튀어나오고 말았습니다. 수술하기 전에 본 실리콘은 말 그대로 L자형입니다. 그런데 튀어나온 것을 보면 때로는 이쑤시개 같은 것이 튀어나오고, 때로는 볼펜의 앞부분 같은 것이 튀어나왔습니다.

제가 수술 후에 피하는 장소가 있습니다. 그 첫 번째가 패스트푸드점인데, 조명이 너무나 밝기 때문입니다. 두 번째는 어학원입니다. 거기도 조명이 밝은데, 게다가 얼굴을 마주보며 대화를 나누잖아요. 세 번째, 겨울에는 마스크를 하지 않고는 절대 나가지 않습니다. 5분이면 새빨개지니까요.

그리고 저를 가장 힘들게 하는 곳이 미용실입니다. 조명도 밝을 뿐 아니라 머리를 감을 때는 완전히 눕히기 때문에 수술 자국이 밝은 조명 아래에서는 완전히 드러나게 됩니다. 나올 때 뒤에서 들리는 수군거림, 더욱이 실리콘이 튀어나와서 반짝반짝하니……. 그걸 보고 더 수군거리죠. 그렇다고 미용실에 가지 않을 수도 없잖아요. 때문에 저는 같은 미용실은 절대로 두 번 가지 않습니다. 그러다 보니 제가 가진 미용실 고객 카드만 해도 10장이 넘습니다.

　이것도 억울한데 병원에 갈 때마다, 의사는 제가 잘못한 것이 아니면 절대로 그럴 수가 없다며, 오히려 저를 윽박지르기만 합니다. 어떻게 해야 할까요? 그렇다고 이걸 떼어버리자니 지금까지 제 얼굴을 보아 온 회사의 그 많은 직원들과 어떻게 편하게 지낼 수 있겠어요. 괴롭고 답답해 죽을 지경입니다. 빼지도 못하고 넣고 다니자니 또 몇 달 지나면 재수술해야 할 것 같습니다. 비싼 돈을 들여서 요즘 유행한다는 신체 일부분을 떼어 내어 붙이는 것도 얼마 지나면 또 부작용이 생길 것 같고요. 무엇보다도 시간이 문제잖아요.

　제가 처음 수술할 때 거의 일주일 동안은 너무 부어서 사람 형상도 아니었습니다. 그리고 부기가 빠지면서 실밥을 떼면 코 평수가 이만저만이 아닙니다. 길이보다 넓이가 더 심하죠. 거기다가 눈 밑은 파랗다 못해 시커멓게 보이죠. 이 때문에 저는 한 달 동안 집에만 틀어박혀 있었습니다. 눈 밑에 죽은 핏자국은 두 달 정도가 지나야 노랗게 변했습니다. 완전한 모습이 되려면 6개월이 지나야 해요. 6개월 지나 튀어나오거나 이상한 일이 생기지 않으면 그것으로 고정된 것입니다.

　괜히 코 모양이 이상하다고 다시 하고 그러지 마세요. 잘 된 것을 조금 더 예쁘게 하겠다고 다시 건드렸다가 제 꼴이 되는 수가 있습니다.

　그리고 게시판 글들 중에 재수술 얘기가 많은 것 같은데, 그건 수술 때와 마취할 때를 빼고는 그렇게 힘든 것은 없습니다. 목구멍으로 넘어오는 피도 첫 수술 때 경험하고 나면 그 정도 먹는 것은 아무것도 아니죠. 돈은 받지 않더군요. 수술하고 그 다음날부터 회사에 나갈 수 있을 것입니다. 콧구멍 안으로 하므로 자세히 들여다보지 않는 이상 꿰맨 자국이 보이지 않게 해주거든요.

참고로 저는 항상 한쪽으로만 튀어나오는데, 양쪽 콧구멍 안으로 세 번이나 쨌어요. 그리고 또 한 가지, 콧구멍이 엄청 깊어집니다. 너무 깊어 끝이 보이지 않죠. 그래서 코털도 엄청 길고 굵어집니다. 저만 그런가요?

아울러 요즘 의대생들에게 가장 인기 있는 과가 성형외과라는 말은 사실이 아닙니다. 제 친구의 말로는 성형외과는 부작용이 많이 생기는 문제 때문에 기피하는 분야 중에 하나라는 말을 들었습니다. 그렇다면 이 부작용도 성형외과의 한 부분이라고 봐야 하지 않을까요? 성형외과 의사 분들도 환자를 많이 받으려고 부작용이 거의 없다는 거짓말보다는 부작용도 성형 수술의 한 부분이라는 것을 설명해 주고, 그 부분에 책임까지 함께 하신다는 말씀을 수술 전에 하신다면 저 같은 사람이 이렇게 후회하고 분하게 여기지는 않을 것입니다.

그리고 병원을 선택하실 때 꼭 그 부분만 전문적으로 하는 곳을 찾으시는 게 좋으실 듯합니다. 아무래도 그것만 전문적으로 하는 곳이 이것저것 하는 곳보다 최신 기술로 깔끔하게 해주지 않을까 생각이 듭니다. 그리고 '○○의원 진료 과목 성형외과' 라고 되어 있는 곳은 절대로 가지 마세요. 전문의도 이 정도인데 전공도 아닌 의사가 어떨지는 쉽게 이해할 수 있을 것입니다.

마지막으로 이 글이 코 수술을 받고자 하시는 많은 분들께 조금이나마 도움이 되었으면 합니다.

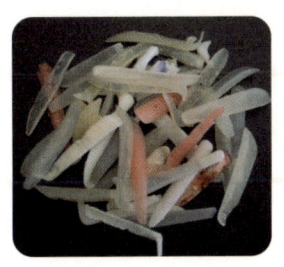

두 달 사이에 부작용 때문에 빼낸 실리콘들(필자의 예)

사례 1에 대한 필자의 의견

질문인지 아닌지 애매해서 말하기가 어렵지만, L자형 실리콘은 많은 부작용을 유발한다. 보트형의 실리콘은 콧등만 올리므로 큰 문제가 없지만, L자형은 코끝을 단단하게 들어주므로 피부가 견디지 못해 결국 실리콘이 피부 밖으로 나올 수도 있다. 이처럼 실리콘이 피부 밖으로 나오는 것은 큰 부작용이다.

필자 역시 처음에는 실리콘을 사용했다. 그러나 몇 번의 심각한 부작용을 경험한 후 지금은 실리콘을 드물게 사용하고 있다. 실리콘이 많이 사용되는 이유는 종류가 다양하고 시술이 간단하기 때문이다. 코끝을 건드리지 않고 코 안으로 하는 실리콘 수술은 10분 정도가 걸리지만 자기 조직을 이용한다면 1시간 30분 이상이 걸린다. 하지만 수술 시간이 더 걸리더라도 수술 후의 결과와 부작용을 고려해야 한다. 평생을 살아야 한다는 것을 유념할 때 10분과 1시간 30분의 차이는 문제가 아니다. 부작용이 있느냐 없느냐가 중요하다.

그리고 '○○의원 진료 과목 성형외과, 이런 데는 절대로 가지 마세요. 전문의도 이 정도인데 전공도 아닌 의사는 어떻겠습니까?' 라는 글에 대해서는 의구심을 갖게 된다. 전공도 아닌 의사에게 갔으면 더 심했을 텐데 그래도 전공 전문의에게 갔기 때문에 그 정도라고 생각하고 있지만, 그곳에 가지 않았다면 문제가 발생하지 않을 수도 있다.

사람들은 한 가지 크게 착각하고 있는 것이 있다. 명문대를 나오면 무엇이든 잘할 수 있을 것이라는 생각 말이다. 농구 천재라는 마이클 조던은 공부를 못해 명문대는 가지 못했지만 농구는 누구보다 잘 한다. 사람은 모든 것을 잘할 수는 없지만 한 가지 잘하는 것이 있다. 수술도 마찬가지다. 무슨 분야가 중요한 것이 아니라 누가 잘하는가가 우선되어야 한다.

실제로 지난 3년 동안 소비자보호원에 접수된 성형 수술 부작용 사례 중에서 전문의가 아닌 경우에 생긴 것이 44퍼센트, 전문의에 의한 것이 56퍼센트다. 그 이유는 필자처럼 코만을 하는 이비인후과거나 눈 성형만을 하는 안과 의사, 피부 미용을 하는 피부과 의사, 턱 성형을 하는 치과 의사들로 더 전문화되어 있기 때문이다. 여기서 혼동하기 쉬운 것은 이비인후과나 안과도 전문의 과정을 통과한 전문의라는 점이다.

미국의 경우 코 성형은 70퍼센트 정도가 이비인후과 의사에 의해서 수행되고 있다. 지금 코 성형으로 전 세계에서 명성을 떨치고 있는 분들 중 많은 수가 이비인후과 의사들이다. 현재도 일반의 중에서 이름이 널리 알려진 분들이 많다. 그들은 타고난 재능과 더 많은 경험과 예술적 감각을 갖고 있다고 해도 지나친 말은 아니다.

필자 역시 전공의에게 수술을 가르칠 때, 어떤 레지던트는 감각이 있어서 10~20분 안에 깔끔하게 처리하지만 어떤 레지던트는 몇 시간에 걸쳐서 헤매는 것을 여러 번 보았다. 미용 수술은 예술

작품을 만드는 것과 다르지 않다. 진흙으로 조각상을 만들 수 있는 예술적 감각이 중요하며, 그런 전문의들에 의해 행해진 수술은 부작용 또한 적다. 다시 강조하지만, 수술은 전공 과목이 무엇인가가 중요한 것이 아니라 무엇을 잘하는지에 따라 나누어야 한다.

얘기가 길어진 것 같지만, 이 분의 경우 실리콘을 제거하고 자기 연골로 재수술을 받을 것을 권하고 싶다.

사례 2 | 수술 후 코가 빨개지고 뭉툭해졌어요

도와주세요! 저는 인천에 사는 25세의 직장인으로, 열흘 전에 코 성형을 받았는데, 너무 속상해요. 원래 코 모양도 나쁘지 않았거든요. 단지 이마가 너무 튀어나와서 코가 낮아 보이는 거였어요. 의사도 수술하기 아주 좋은 코라고 그랬는데……. 너무 욕심을 부리다가 벌을 받았나 봐요.

연골을 사용하는 방법에 대해 상담했더니 그곳에서는 그 방법은 사용하지 않는다고 하더군요. 별로 효과가 없어서 취급하지 않는다고 했어요. 물론 시간이 지나 봐야 성공 여부를 판단할 수 있지만, 지금의 문제를 열거하면 이렇습니다.

먼저, 코끝이 빨개요. 그리고 원래는 멋진 코였는데 지금은 돼지코처럼 뭉툭해졌어요. 콧구멍도 원래는 세모 모양 비슷했는데 둥그레졌어요. 코 몽우리(코끝)에 비해 눈과 눈 사이의 콧대만 너무 높은 듯 보이기도 하고요. 그리고 이상한 것은 쌍꺼풀이 속꺼풀로 변해 눈이 작아 보이고 매서워 보여요.

만나는 사람들마다 인상이 나빠졌다고 말하고, 수술한 티가 너무 난다고 합니다. 그리고 저도 거울을 보기가 무서울 정도입니다. 물론 아직 부기가 덜 빠졌다는 것도 하나의 이유이기는 하겠지만, 주위에서 수술을 하고 열흘 정도 지난 사람을 보더라도 절대 나 같지는 않은데 속상해요.

고민을 거듭하다가 선생님께 여쭈어 보는 건데요, 어느 정도 지나야 재수술이 가능하나요? 만약 수술할 날짜와 재수술이 별로 상관이 없다면 임의로 날짜를 잡아도 되는 건가요? 그리고 재수술에 드는 비용은 어느 정도인지요? 자꾸 짜증나고 너무 속상해서 이러다가 우울증까지 걸릴까 봐 고민입니다. 제 직업은 비서인데, 회사의 직원들 대하기도 민망하고······. 그보다도 문밖에 나서는 자체가 너무 두려워요. 도와주세요.

사례 2에 대한 필자의 의견

우선 코끝이 뭉툭해지고 콧구멍의 모양이 변한 것은 코끝까지 실리콘을 넣을 때 일어난다. 같은 두께의 실리콘을 눈 사이부터 코끝까지 넣으면 코끝은 단단하지 않으므로 아래로 처지고 콧등만 높아진다. 코끝이 눌리므로 코끝은 평퍼짐해지고 콧구멍은 삼각형에서 원모양으로 변한다.

코끝까지 실리콘을 넣으면 코끝은 압력을 받아 붉어지고 탈출의 위험도 높아진다. 코끝을 올려 주는 것이 관건인데, 이때는 자기 연골만 이용해야 한다. 수술한 지 이제 열흘이 지났다면 부기는 완전히 빠지지 않았을 것이다. 콧등과 코끝의 부기는 2~3주 정도가 지나야 완전히 빠진다.

  아울러 원래 재수술은 6개월 후가 좋지만 부기가 빠짐에도 불구하고 모양의 변화가 심할 때는 언제든지 가능하다. 이상한 모양으로 6개월을 견디면 정신적으로 많은 혼란을 겪게 될 지도 모른다.

  우선 실리콘의 제거라도 하는 것이 좋을 듯싶다. 자기 연골을 주로 사용하므로 바로 와서 수술하는 것이 아니라 입원이 필요하다. 또한 수술 전 10장의 코 사진을 찍은 후, 이 사진을 보면서 수술 전날 30분 이상 담당 의사와 충분한 대화를 나눈다. 따라서 적어도 2주일 전에는 한 번은 병원에 방문해야 한다. 한편, 실리콘을 제거하는 것은 쉽기 때문에 경비가 더 들지 않는다.

* 실리콘 부작용으로 인한 재수술(가슴연골을 이용) *

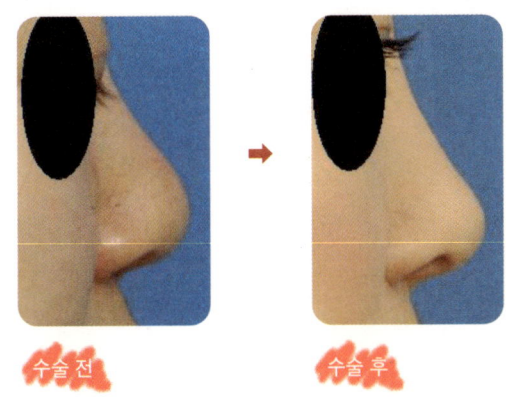

수술 전   수술 후

  사람들은 많은 시행착오를 거치면서 성장한다. 때로 실수한 것도 있고 반대로 잘한 것도 있다. 모두 잘할 수는 없으며, 결코 실수하지 않을 수도 없다. 의사가 언제나 잘할 수 있다면 환자는 언제나 만족해 할 것이다. 중요한 것은 환자의 잘못은 없다는 점이다.

아름다워지려는 욕구는 모든 사람들이 갖는 당연한 감정이며, 오히려 아름다운 일이다. 그러기에 남 앞에 서기를 부끄러워하지 않기를 바란다.

부끄러워해야 할 사람은 환자가 아니다. 그렇다고 누구를 미워하지도 말았으면 한다. 그것으로 돌이킬 수 있는 일은 아니기 때문이다.

Chapter 3

예쁜 코를 위한 제안

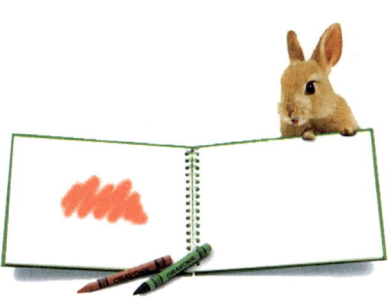

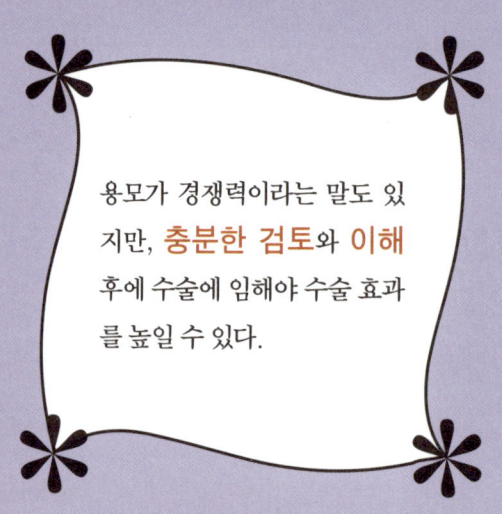

용모가 경쟁력이라는 말도 있지만, **충분한 검토**와 **이해** 후에 수술에 임해야 수술 효과를 높일 수 있다.

1. 눈과 코의 조화를 위하여

알아두면 좋은 눈 성형

필자는 코 성형이 전문이지만, 독자들의 이해를 구하기 위해 눈에 관한 이야기를 참고로 하는 것도 좋을 듯싶다.

눈 성형은 크게 세 가지로 나뉘는데, 절개법과 부분 절개법 그리고 매몰법이 그것이다. 절개법은 과거에 많이 사용되었지만 보다 자연스러움을 원하는 현재에는 과거에 비해 많이 줄어들었다. 또한 절개법은 풀리지 않는 것이 장점이 있기는 하지만 절개한 흉터가 생길 수도 있다는 단점을 안고 있다. 매몰법은 간단하면서도 절개 흉이 보이지 않는다는 장점이 있지만, 풀릴 수 있다는 것이 단점이다. 부분 절개법은 두 가지의 장단점을 같이 가지고 있다.

그러나 이것은 너무나 단순한 분류이다. 눈의 상태에 따라서는 절개법을 시행해야만 하는 경우가 있다. 눈꺼풀에 주름이 많아서 늘어지거나 근육과 지방이 많아서 눈 커플이 통통한 경우는 절개법이 다른 방법보다 효과적이다.

매몰법은 흔히들 '찝는다'라고 부르기도 하는데, 이것은 실제 찝는 경우와 봉합한 실을 눈꺼풀에 남기는 두 가지 방법이 있다.

눈에 지방이 없고 얇다면 매몰법으로 자연스럽게 모양을 낼 수 있다. 최근에는 눈을 트는 수술을 많이 시행하고 있는데, 이 방법 쌍꺼풀 수술과 함께 하면 눈이 상당히 커 보이는 효과가 있기 때문이다.

안트임에는 코 쪽의 몽고 주름을 없애는 것을 말하며, 가트임은 눈의 바깥쪽을 터주는 것을 말한다. 몽고 주름을 없애는 안트임은 효과가 높지만, 이에 비해 가트임에는 효과가 크지 않다는 것이 전문가들의 중론이다.

눈 사이가 가까워야 코를 세운다?

코 성형을 하기 위해 병원에 찾아온 분들 중에는 "눈과 코 사이가 가까운데, 코를 올리는 수술을 하면 눈 사이가 더 가까워 보이지 않느냐?"라는 질문을 많이 한다. 실제로 일부 병원에서는 눈 사이가 좁고 코가 길어 보이는 사람들의 코 성형은 효과가 없다고 돌려보내기도 한다. 하지만 그것은 견해의 차이에서 나온 것에 불과하다.

눈과 코는 서로에게 상당한 영향을 준다. 만약 눈 사이가 가까운 사람을 눈 사이가 먼 사람처럼 두껍고 높게 코를 세운다면 눈이 더 몰려 보일 수 있다.

그러면 눈과 눈 사이가 가까운 사람들은 코를 세울 수 없는가? 절대 그렇지 않다. 눈과 눈 사이가 가까운 사람이라도 코를 적당히 세워 준다면 훨씬 조화롭게 보일 수 있다. 눈 사이가 낮으면 눈이 더 몰려 보일 수도 있기 때문이다.

눈 사이가 가까운 경우에는 좀 낮은 듯이 코를 올리는 것이 좋고, 몽고 주름은 가능한 트지 않는 것이 좋다. 눈 사이가 멀다면 코를 올릴 수 있는 가능한 올리고, 콧등 폭도 좀 넓게 하며, 몽고 주름도 터주는 것이 훨씬 조화롭게 보일 수 있다.

요즘에 와서는 용모가 경쟁력이라는 말을 많이 한다. 졸업이나 입학 시즌이 되면 많은 사람들이 성형외과를 찾는 것만 봐도 그런 경향을 어렵지 않게 알 수 있다. 누구나 수술을 받지 않는다면 문

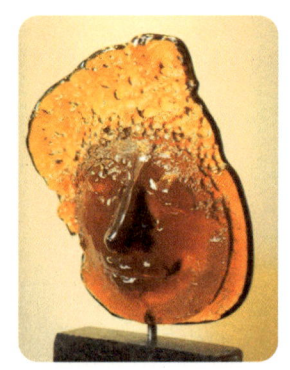

아무리 용모가 경쟁력이라지만, 아름다움과 자연스러움은 자신의 마음가짐과 노력에 의해 좌우되는 법이며, 코 역시 마찬가지다.

제가 없지만, 자신의 경쟁자들이 수술을 받기 때문에 자신도 어쩔 수 없이 수술을 받는다는 것은 잘못된 생각이다. 물론 그 말이 이해가 가지 않는 것은 아니다. '오죽하면 그럴까' 하는 생각마저 들기도 한다. 그러나 강조하지만, 객관적인 입장에서 반드시 수술을 받을 만한 이유가 있을 때 수술을 고려하는 것이 좋다.

2. 아름다운 코를 위한 제안

휘어진 코를 살리기 위하여

대부분의 휘어진 코는 코 중간의 코중격이 같이 휘어져 코막힘이라는 기능적인 문제를 동반한다. 이 코중격 만곡증을 함께 교정하지 않으면 코막힘은 물론 코 모양의 개선도 이루어지지 않는다.

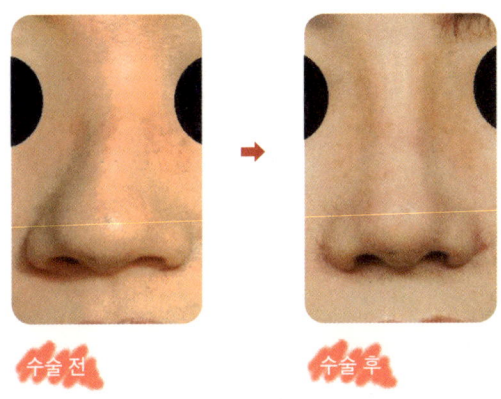

수술 전 → 수술 후

휘어진 코의 경우 심한 코막힘을 동반하므로 코 성형이 필요하다.

휘어진 코나 매부리코 등이 복합된 코 교정을 위해서는 코 안으로 수술하는 방법과 코 기둥을 절개해 수술하는 방법 등 두 가지로 나눌 수 있다. 이 중에서 코 안으로 수술하는 법은 빠르고 간단하며 코 기둥에도 수술 흔적을 남기지 않지만 수술 시야가 좋지 않은 것이 흠이다.

반면에 코 밖에서 접근해 들어가 성형하는 방법은 코 기둥에 절개선을 넣어 흉터를 남길 위험성이 있지만 수술 결과가 매우 만족스러운 것이 특징이다. 이런 이유에서 미국의 경우 현재 90퍼센트 이상의 수술이 이 코 밖 접근법으로 시행되고 있다.

외상으로 인해 성장 급소를 다쳐, 자라면서 휘어진 코나 매부리코를 바로잡고자 할 때는 먼저 코뼈를 부러뜨려 다시 맞추는 시술이 필요하다. 하지만 최근에는 수면 마취의 발달로 부분 마취를 한 후에도 수술이 이루어진다.

아름다운 코를 위하여

인터넷의 발달은 최신 의학 정보에 관해 무관심하던 의사들에게 경종을 울리고 있다. 의사라고 해서 자만할 수 없는 시대에 살고 있는 것이다.

어쩌면 환자들이 의사 못지않은 많은 지식을 갖고 있는 경우도 있다. 여러 인터넷 사이트를 검색해 상당한 수준의 의학 지식을 가진 후 병원에 찾아오는 경우가 많기 때문이다.

인터넷에 코 성형 전문 사이트(www.nose.co.kr)를 운영하는 필자 역시 네티즌들로부터 많은 질문을 받고 있다. 그중 하나가 코 성형에 사용되는 재료에 관한 것이다.

* 현재 필자가 운영중인 코 성형 전문 사이트 *

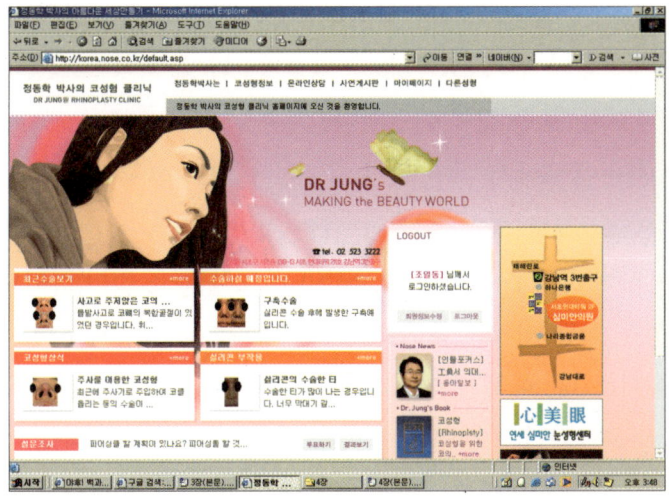

코 성형의 성패는 재료에 달려 있다고 해도 과언이 아니다. 특히 재수술의 경우 이미 첫 수술 때 자신의 몸에서 뗄 수 있는 자가 연골(물렁뼈) 조직의 대부분을 사용하기 때문에 어려움이 더욱 커진다.

* 실리콘 수술 후 구축의 재수술 　　수술 후 삐뚤어진 코끝의 재수술 *

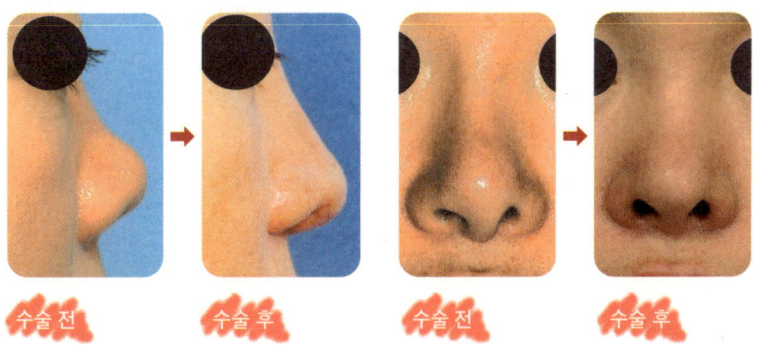

코 성형에 사용되는 재료는 크게 인공 재료와 자가 조직으로 나눌 수 있다. 인공 재료로는 실리콘과 고어텍스 그리고 알로덤이라는 다른 사람의 진피 조직 등이 있으며, 자가 조직으로는 연골의 뼈, 진피 지방 등을 많이 이용한다.

실리콘은 국내에서 가장 많이 사용하는 재료이다. 화학적 구조상 안정적이고, 값도 싸며, 다루기 쉬운 것이 장점이지만 수술 후 이물감과 함께 부작용이 생길 가능성이 비교적 높은 것이 흠이다.

코 성형 상담 시 대부분 자기가 사용하는 재료의 장점만 언급하는 경향이 있다. 예를 들어 A 의사가 실리콘을 주로 사용한다면 실리콘이 아닌 재료는 실리콘에 비해 그 효과가 떨어진다고 말하기도 한다. 그러나 실리콘이 아니더라도, 그보다 효과적이고 안전한 재료도 많다.

요사이 실리콘을 대체하여 많이 사용되고 있는 고어텍스는 이미 30년 전부터 혈관 수술용으로 안전하게 사용되어 왔다. 수십 년 전부터는 피부 등을 올리기 위해 성형외과 분야에 도입된 물질로, 주로 코, 턱, 광대뼈 부위를 높이기 위해 사용되고 있다. 고어텍스는 고가의 안정적인 재료로, 가죽과 같은 부드러워 자연스럽다는 장점이 있지만 구겨지기 쉬워 코 안에 넣기가 힘들다. 그래서 최근에는 단단한 제품이 나오기도 한다.

알로덤은 사체의 진피 조직을 가공한 것으로, 인체에 삽입 시 자가 조직으로 대체되지만 상당 조직이 흡수 소멸되는 탓에 볼륨감을 잃어 코를 올리는 목적으로 사용하기에는 무리가 있다.

여기서 알아두어야 할 것은 선진국의 경우 우리나라와는 달리 이 물질을 극히 제한적으로 사용하고 있다는 점이다. 때문에 실리콘 같은 이물질보다는 연골 등 자가 조직을 이용한 코 성형 수술을 많이 하고 있다.

　코를 올리는 데 사용되는 자가 조직 중 연골은 귀 연골, 코중격 연골, 가슴 연골 등이 주로 사용된다. 자기 뼈는 머리뼈와 엉치뼈를 많이 사용하고, 진피 지방은 대개 엉덩이나 사타구니 부위에서 뗀다. 연골은 일부가 흡수되고 채취를 위해 수술 시간이 길어지는 단점이 있기는 하지만 부작용이 적은 것이 특징이다.

　이물질을 넣을 경우 부작용의 위험성이 높은 말단부의 코끝 같은 곳에 이식하면 효과적이다. 때문에 코를 높이는 수술 시 이물질을 사용하더라도 콧등 쪽에만 사용하고 코끝은 자가 연골을 사용해 성형 효과를 높이는 것이 좋다.

📖 코 성형에 쓰이는 재료

재료		장·단점
실리콘	장점	· 성형에 가장 많이 쓰이는 소재로, 피부에 흡수될 염려가 없다 · 사용하기가 용이하다. · 부작용이 있을 때 제거가 용이하다. · 가격이 저렴하다.
	단점	· 피부가 얇은 이들이 사용을 하면 불빛에서 볼 때 보형물이 비칠 수 있고, 인위적인 느낌이 든다. 특히 L자형 실리콘의 경우 시간이 오래 지나면 코끝이 빨개지거나 보형물의 형태가 드러나 보인다. 심한 경우에는 피부를 뚫고 나오는 경우도 있다.
고어텍스	장점	· 돼지코를 만들어 보아도 전혀 어색함이 없다.

고어텍스		· 촉감이 부드러워 기존 골격의 굴곡에 맞게 자연스럽게 변형되므로 피부가 얇은 사람에게 사용하기가 좋다. · 인체에 안전하며 조직 적합성이 뛰어나다. 이물 반응이 거의 없어 첫 번째 수술뿐 아니라 재수술 시의 사용에도 유리하다. 미세한 구멍으로 조직, 혈관이 자라 들어와서 한번 자리를 잡으면 비뚤어지거나 움직이지 않는다.
	단점	· 실리콘보다 재수술 시 보형물을 제거할 경우 10~15분 정도 수술 시간이 더 걸린다.
알로덤	장점	· 말랑말랑한 감촉 때문에 자기 살처럼 느껴진다. 코가 작거나 피부가 얇은 경우에 좋다. · 섬세하고 세련된 코를 만들기 어렵다.
	단점	· 볼륨 필러(volume filler)로서는 부족하다. · 가격이 높다.
자가 조직	장점	· 현재 가장 안전한 소재로 알려져 있다. · 코끝을 이루는 코 연골과 감촉이 똑같고 부작용을 일으키지 않는다. · 다른 이물질에 비해 시간이 지나도 부작용을 일으키지 않는다.
	단점	· 연골의 경우 삽입 후 10~20% 정도 흡수될 수 있다. · 휘어짐(warping)의 가능성이 있다. · 공여부에 상처가 남는다. · 수술이 길어진다.

콧대는 자연스럽고 아름답게

사람들은 저마다의 개성이 다르듯 모두가 각양각색의 코 모양을 하고 있다. 어느 누구든 똑같이 생긴 코는 없으며, 나름대로의 특징을 가지고 있다. 마찬가지로 동양 사람과 서양 사람을 비교해 볼 때 코의 모양은 현저한 차이를 보인다. 예를 들면 동양 사람의 코는 피부가 두껍고, 전체적인 높이가 낮으며, 콧망울이 넓고, 콧기둥이 짧은 편이다. 그리고 코의 아름다움을 구성하는 요소들 중 가장 중요하다고 할 수 있는 코끝의 높이가 낮으며, 그 모양과 경계가 뚜렷하지 않은 특징이 있다.

우리나라를 비롯해 동양 사람들의 코가 이런 특징을 갖고 있다 보니 코 미용 수술을 원하는 사람들 대부분이 낮은 콧대를 높이고 코끝을 살리려는 경우가 많다. 따라서 코끝은 다른 사람이 볼 때 알아채지 못하게 자연스럽게 올리는 것이 수술의 주요 포인트다.

코 수술에 사용되는 인공 물질은 실리콘을 비롯해서 페실렌 등 여러 가지 물질이 개발되어 있다. 그 중 콧대를 높이는 수술에 널리 사용되는 재료는 실리콘이다. 코 수술에 사용되는 실리콘 자체가 인체에 해롭지는 않지만, 주변 조직이 자라 들어오는 특징이 없고, 수술 후 움직이거나 피부를 뚫고 나오는 경우도 있으며, 흔하지는 않더라도 감염을 일으키는 등의 단점이 있다.

콧대를 높이는 수술에 쓸 수 있는 재료의 이상적인 조건은 신체에 해가 없어야 하며, 값싸고 조작하기 쉬우며, 합병증의 발생 확률이 낮아야 한다. 더욱 중요한 것은 오랫동안 그 모양을 유지함과 동시에 보는 사람에게는 자연스러운 느낌을, 수술받는 사람에게는 편안함을 주어야 한다.

안면 성형 수술에 활발하게 사용되는 고어텍스는 1970년대부터 임상적으로 사용되기 시작한 소재로, 주로 혈관을 대신하는 수술

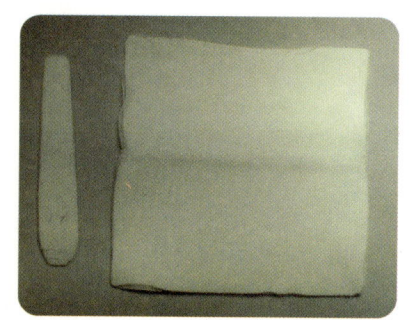
코 성형에 쓰이는 고어텍스.

과 여러 조직 결손을 막는 데 사용되어 왔다. 이 외에도 고어텍스는 체내에서 흡수되지 않으므로 코 수술 후 모양을 정확히 예측할 수 있으며, 어느 정도 부드러운 경도를 지니므로 뼈나 연골 위에 이식했을 때 모양을 자연스럽게 잡을 수 있다.

결과적으로 고어텍스를 이용해서 콧대를 높이는 수술을 시행했을 때 다른 소재에 비해 움직이거나, 감염될 확률이 낮으며, 남들이 보았을 때 수술한 것 같은 인상을 주지 않고 자연스러운 코 모양을 만들 수 있다.

코 성형에서 또 한 가지 주목받는 것이 뭉툭한 코, 주먹코 등 코끝의 모양이 자연스럽지 못한 경우다. 일반적으로 코 성형을 하려는 사람들이 콧등을 높이는 데에만 관심을 두는 경향이 있다. 그러나 실제로 코 모양을 예쁘게 하려면 코끝의 모양이 매우 중요하다.

뭉툭한 코는 코끝에 피하 지방이 많은 경우가 대부분이다. 이 경우 콧구멍 또는 콧구멍 사이를 절개해 두꺼운 피하 조직을 제거한다. 그리고 옆으로 퍼져 있는 양쪽 연골을 박리해 가운데로 모아 높여 준다. 이처럼 코 성형은 단순히 코를 서양 사람들처럼 높여 주는 것이 아니라, 한국인의 아름다움의 기준을 염두에 두고 경험 많은 전문의와 잘 상의해야 한다.

3. 새롭게 각광받는 보톡스

최근 들어 우리는 주변에서 보톡스라는 말을 듣는 경우가 흔해졌다. 보톡스는 흔히 소시지나 상한 통조림의 원인 균인 보툴리눔이라는 독소로, 신경 전달 물질을 차단해서 근육을 마비시켜 원하는 작용을 일으키게 한다.

　미용 수술 분야에서는 캐나다의 안과 의사인 캐러더스와 그의 부인인 피부과 의사가 안검 경련에 사용된 보톡스가 우연히 눈가 주름에도 효용이 있는 것을 발견하고 처음으로 사용했다. 이후 최근에는 얼굴의 주름과 사각 턱의 교정을 포함해서 보톡스가 광범위하게 사용되고 있다. 주름은 얼굴의 표정을 만들어 내는 안면 근육에 평행하게 생긴다. 즉, 이마 주름을 만드는 전두근은 이마의 주름과 반대인 수직으로 분포해서 눈썹이나 이마를 들어올린다. 이런 작업이 평생에 걸쳐 일어나면 이마에는 깊은 주름이 패인다. 만약 전두근의 수축이 일어나지 않는다면 이마의 주름도 생기지 않을 것이다. 이러한 원리를 이용하여 보톡스는 안면 근육을 마비시켜 근육의 수축을 막아 주름이 생기지 않도록 한다.

＊ 주름에 효과가 있는 보톡스 ＊

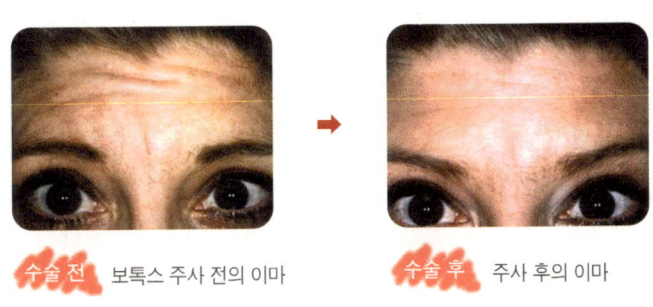

수술 전　보톡스 주사 전의 이마　　수술 후　주사 후의 이마

　그러면 보톡스 주사로 인해 표정을 지을 수 없다면 어떻게 해야

할 것인가? 물론 어색한 부분도 있겠지만, 그 근육의 작용 부위를 정확히 이해한다면 필요한 표정을 지으면서 주름을 없애는 것이 가능하다.

사각턱의 교정 역시 근육의 위축에 의해 효과를 얻는다. 음식을 씹는 일을 담당하는 저작근은 사각턱을 결정짓는 턱의 모서리 부분에 있으며 두께가 몇 cm까지 나가는 근육이다. 만약 오징어나 껌을 좋아한다면 이 근육은 더욱 두꺼워질 것이다.

보톡스는 같은 작용 기전으로 이 저작근을 위축시켜 근육의 두께를 줄여서 턱을 갸름하게 만든다.

그러면 저작근이 마비되면 어떻게 될까? 주사를 맞은 2주 후부터 1주 정도는 음식을 씹지 못할 정도로 불편하지만 인체의 신비로운 구조상 다른 근육이 저작근을 보충해서 큰 불편은 없다. 대개 6개월이면 근육은 회복된다.

보톡스를 맞기 전에 가장 많이 하는 질문은 주사를 6개월마다 맞아야 하느냐는 것이다. 그러면 필자는 이렇게 반문한다.

"누구든 화장을 할 때 6개월을 목표로 하지는 않습니다. 화장을 해서 예뻐졌다면 그것으로 화장의 효용은 충분한 것이 아닙니까?"

보톡스의 효능이 알려지면서 가끔 나이가 지긋한 분들이 와서 "나이든 사람이 주책이라는 이야기를 들을까 봐 걱정이다"라는 말을 하기도 한다. 인생이란 것은 꾸미지 않아도 예쁜 10대나 20대에 국한된 것만이 아니라, 죽는 그 순간까지 똑같이 중요하다. 나이가 적거나 많거나 자신을 돌보고 지속해서 꾸민다는 것이 아름답다면 그것을 도와주는 미용 성형 역시 아름다운 일 중의 하나라고 할 수 있을 것이다.

4. 알아두면 도움되는 수술 정보

코를 높이는 수술

　가장 흔한 수술로서, 여성들이 받는 대부분의 수술을 차지한다. 눈을 떴을 때 쌍꺼풀이 생기는 부위부터 올리는 것이 자연스러우며, 콧등은 코뿌리와 코끝을 연결한 선보다 2㎜ 정도 안쪽으로 들어간 것이 보기 좋다. 콧등에 약간의 폭을 가진 이식물을 넣어 줌으로써 좀 더 자연스러운 모습을 얻을 수 있다.

휘어진 코의 교정

　산업 재해나, 교통 사고, 상해 등으로 남자 코 성형이 약 절반 정도를 차지하는 것이 현실이다. 수술할 때는 삐뚤어진 코나 전반적으로 펑퍼짐한 코를 가진 경우 코뼈를 절골시킨 후 바로 잡는 것이 원칙이다. 이때 대개의 경우 비중격도 같이 휘어져 있어 코막힘의 증세가 동반된다. 휘어진 코의 온전한 교정과 코막힘과 해소를 위해 비중격 교정이 필수라고 할 수 있다.

매부리코의 교정

　매부리코의 교정은 코의 중심부에 튀어나온 부위를 제거하고 양쪽 코뼈를 골절시켜 오므려 준다. 양미간, 즉 코뿌리 부위가 낮고 코끝이 쳐져 있는 경우가 많아서 코뿌리 부분과 코끝을 올려 주어야 하는 경우가 많다. 매부리코의 교정은 가장 극적인 효과를 얻을 수 있는 수술 중의 하나로, 코를 돋보이게 하기 위해 코 성형에 더해 눈, 이마 귀 등의 부가적 수술이 필요하기도 하다.

코끝의 교정에 대하여

코끝 교정은 코 성형술 중에서 가장 중요한 수술 중 하나이다. 하지만 국내에서는 피부가 두껍고 연골 등 지지 구조가 약한 한국인의 해부학적 특성상 소기의 목적을 이루기는 어렵다는 이유로 본격적인 시술이 이루어지지 않았다.

코끝 교정술은 뭉툭한 주먹코를 좁게 만들거나 처진 코끝을 올려주는 것, 펑퍼짐하고 넓은 콧망울을 좁게 해주는 것 등이 모두 포함된다.

이러한 코 끝 수술은 인공 이식물로 할 경우 부작용의 우려가 높아서 자기 조직으로만 시술하는 것이 좋다.

아울러 코끝이 퍼진 주먹코와 안장코처럼 주저앉은 코 등 몇 개의 코 변형을 동반하므로 복합적인 시술이 필요하며, 어떠한 코 성형에도 코끝 성형 수술을 동반해야 아름답고 자연스러운 코가 가능해진다.

그 외의 코 성형 수술

보편적인 코 성형 외에 코의 종양이나 심한 외상 등에 의해 코가 손상된 경우 코를 재건하는 수술을 꼽을 수 있다.

선천적으로 구순열(언청이) 코 변형이나 코를 포함해서 얼굴의 중간 부위가 덜 발달된 빈더 증후군 등도 일반적인 코 성형과 다른 방법이 요구된다.

그 외에도 코를 돋보이게 하기 위하여 턱을 올려 주거나 광대뼈를 깎는 수술 등이 부가적인 코 성형 수술로 불리며 함께 시행되고 있다.

※ 종류별 코 성형 사례 ※

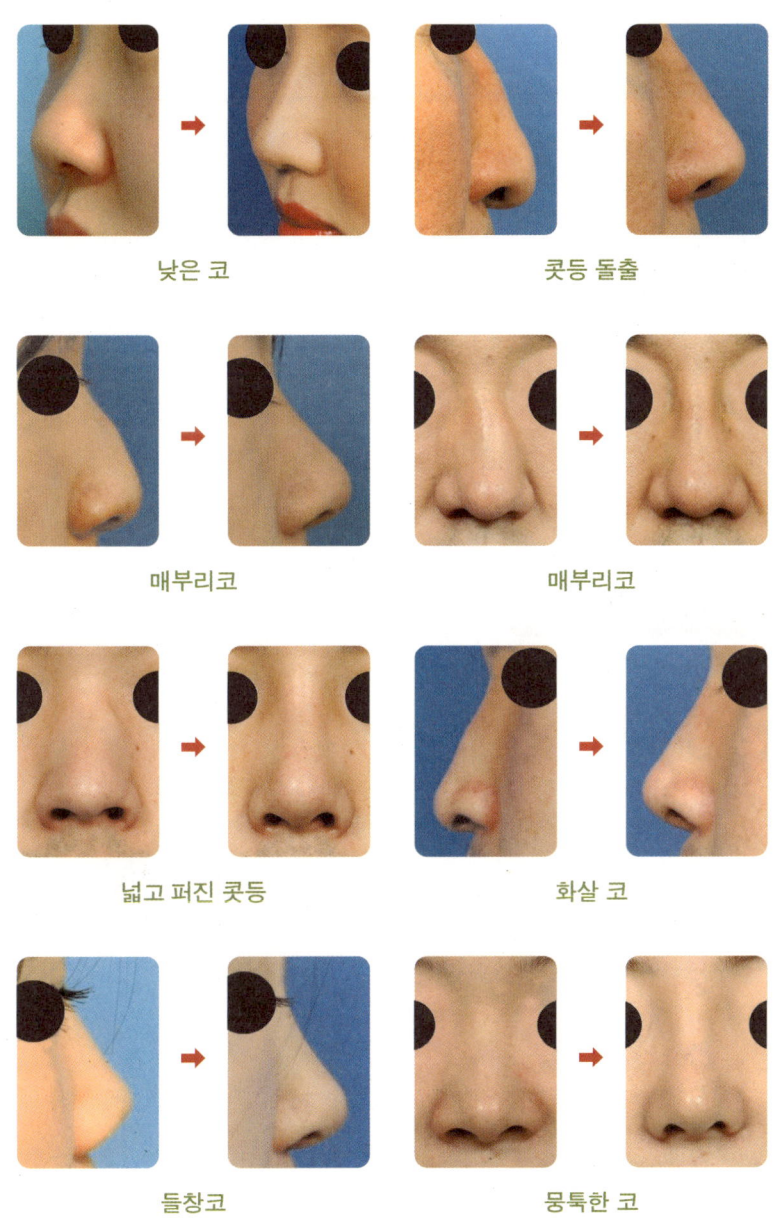

낮은 코　　　콧등 돌출

매부리코　　　매부리코

넓고 퍼진 콧등　　　화살 코

들창코　　　뭉툭한 코

🧪 수술 후의 부작용에 대비하자

코 성형술의 부작용은 간단하게 말해 감염, 삽입물의 이동, 사비나 곡비의 불완전 교정 등이 발생할 수 있다. 이 중 감염의 경우 1퍼센트 정도에서 발생할 수 있으며, 그중 50퍼센트는 삽입물을 제거해야 하므로 특히 경계해야 한다. 그 외에 드물게 코의 모습이 대칭이 아니거나 이식된 이식물의 이동 및 탈출, 피부색의 변화 및 손상, 상처 조직의 과다한 증식, 코막힘이 나타날 수 있다. 또한 불완전한 교정이나 과다한 교정으로 인한 문제도 발생할 수 있다.

부작용이 생긴 경우나 수술 결과에 만족하지 못할 때는 재수술이 필요하며, 재수술은 최소한 6개월 정도 지난 후에 하는 것이 좋다. 그 밖에 드물지만 수술 중 마취에 의한 사고가 있을 수 있다.

Doctor's Clinic

코 수술의 종류와 방법

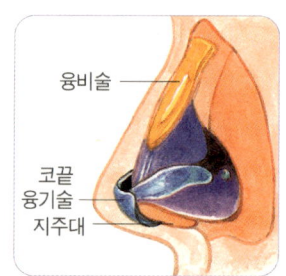

🟠 **융비술**

낮은 콧등에 보형물이나 자가 조직 등을 이식해서 콧등의 높이를 높여 주는 수술법이다.

융비술 / 코끝 융기술 / 지주대

🟠 **코끝 융기술**

코끝 융기술은 연골을 묶어 주거나 코끝에 연골을 올려줌으로써 코끝을 높인다. 어떤 경우에도 연골로 지지대를 대어 주는 것이 좋다.

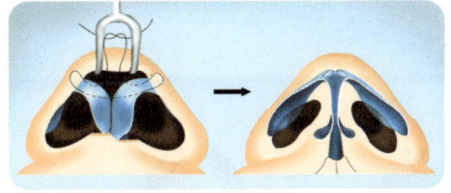 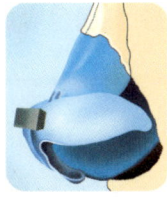

연골을 묶는 방법   연골을 올려 놓는 방법

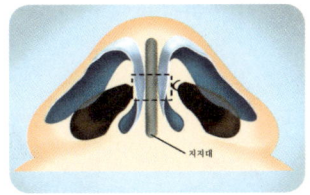

지지대를 댄 모습

🦴 비중격 성형술

코의 가운데에 위치한 비중격이라는 얇은 연골판을 교정하는 수술법이다. 이 판이 휘어져 있으면 코막힘이 심하고 휘어진 코의 완전한 교정이 어렵다. 휘어진 연골을 펴기 위해 연골이 펴질 수 있는 공간을 마련해야 한다.

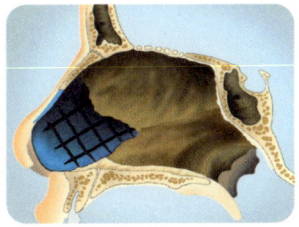 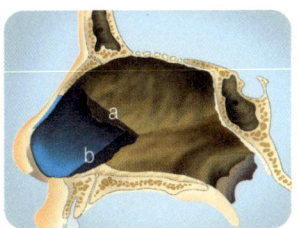

휘어진 쪽에 칼집을 내면 비중격이 펴진다.   a, b 부위를 제거한다.

코 폭을 줄이는 수술

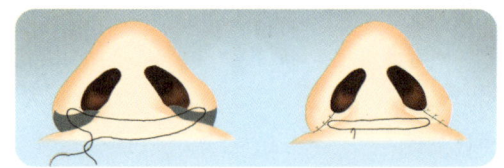

코날개를 자른 후에 서로 당겨서 봉합한다.

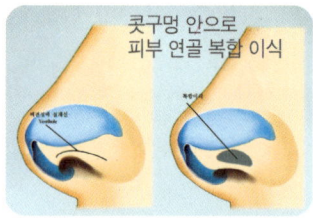

크게 들여다보이는 콧구멍 교정   짧은 코의 교정

비봉 절제술

  매부리코처럼 콧등이 융기된 코뼈나 연골 일부를 절제하거나 깎아내는 수술법이다.

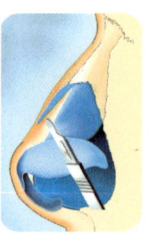 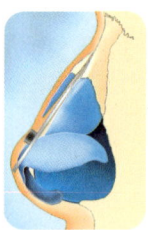

연골 부위는 칼로 제거한다.   코뼈는 절골기를 이용한다.

코끝 연골 성형술

코끝 연골 일부를 제거해서 코끝의 뭉툭함을 교정한다.

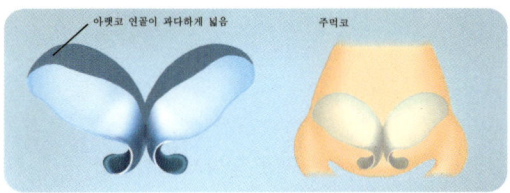

코끝 연골 절제술

늘어진 코기둥의 교정

콧구멍과 콧구멍 사이의 연골 기둥을 올려 주는 수술법이다.

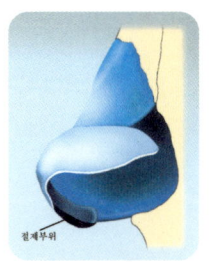

아랫코 연골을 절제   비중격 연골을 절제

코뼈 절골술

코뼈 전체를 좌우 두 조각으로 분리시킨 후 다듬어 중앙에 다시 모아 굳혀서 콧등을 반듯하게 교정하는 수술법으로, 콧등이 지나치게 넓거나 휜 경우에 시술한다.

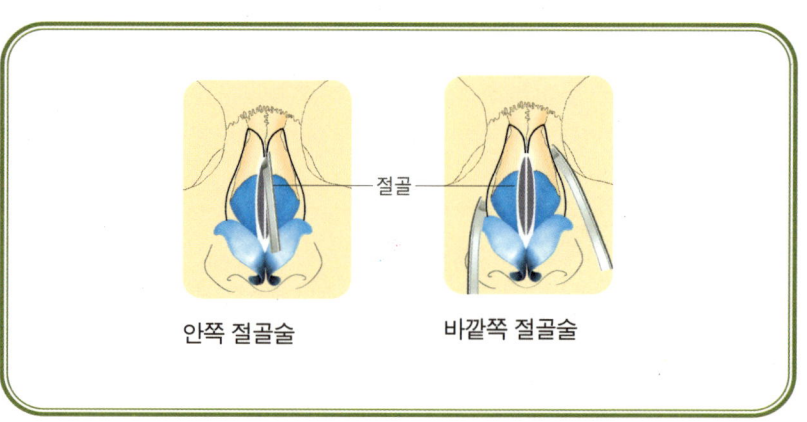

안쪽 절골술　　　바깥쪽 절골술

Chapter 4

*돋보이는 얼굴을 위한 코 교정

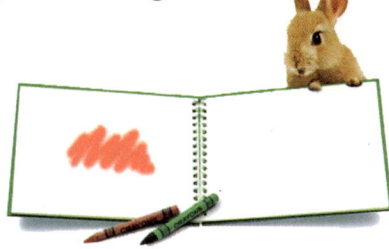

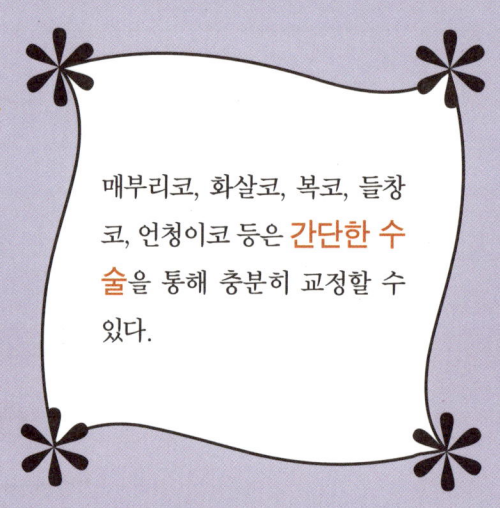

매부리코, 화살코, 복코, 들창코, 언청이코 등은 **간단한 수술**을 통해 충분히 교정할 수 있다.

1. 유형별로 본 코와 교정법

매부리코의 교정

매부리코는 예로부터 마귀할멈이나 악인을 묘사할 때 많이 인용된 코다. 따라서 매부리코를 볼 때에 강한 인상을 받는 것은 아마도 생활을 통한 학습의 예가 아닌가 싶다.

매부리코는 두 가지 형태로, 원래 의미의 매부리코와 앵무새 부리 변형이 있으며, 두 가지가 같이 있는 경우도 많다. 교정 시에는 코 안의 비혹을 완전히 제거해야 한다. 그냥 갈아주기만 할 경우 나중에 부기가 빠지면서 다시 도드라져 보일 수 있다.

매부리코는 먼저 튀어나온 연골과 코뼈를 완전하게 제거해야 한다.

그 후에는 양쪽 코뼈를 골절시켜 오므려 주어야 완전한 교정이 된다. 매부리코의 튀어나온 부분의 제거는 수술로 완전히 제거가 가능하다.

* 매부리코 수술 전후의 모습 *

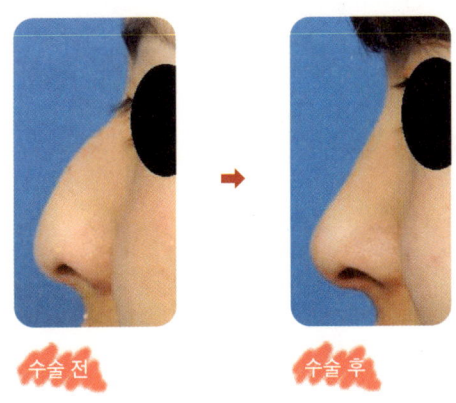

수술 전 → 수술 후

복코

복코의 교정은 여러 방법이 있다. 흔히 연골을 묶어서 교정한다고 하지만 그 방법만으로는 5퍼센트 이내의 효과만 있다. 그에 더해 연골로 버팀목을 대고 모자 이식이나 방패 이식, 코폭 줄이는 수술 등 여러 가지 복합적인 방법을 사용해야만 그 효과를 볼 수 있다.

또한 복코의 교정 시 대부분의 클리닉에서 단순히 코를 뾰족하게 높여 주는 것으로 교정을 하기도 한다. 그러나 이는 교정이 되었다고 단적으로 말하기는 어렵다. 풍선을 짜면 끝은 좁아지지만 크기는 줄지 않는다. 이처럼 진정한 의미의 복코 수술은 풍선에서 바람을 빼는 것을 의미한다. 그래서 코의 높이를 낮춘 후에 코를 뾰족하게 올려 주어야 크기가 작아진다.

* 복코의 수술 전후의 모습 *

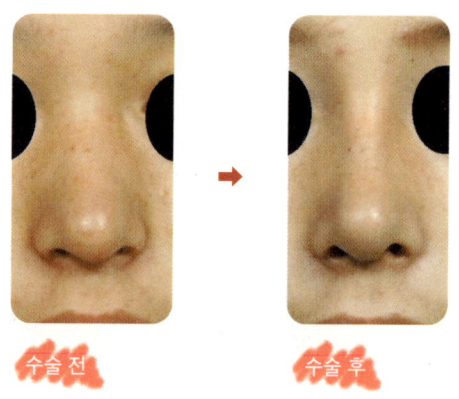

수술 전 → 수술 후

위 사진에서와 같은 복코의 경우 코를 올리고 늘림으로써 폭이 좁아 보이는 효과가 있다.

한편, 복코의 수술은 동원 가능한 모든 수단과 방법으로 수술해야 교정이 가능하며, 수술한 환자들 중 절반 정도는 6개월 후에 다시 한 번 줄여야 완전한 효과가 있다.

앵무새 부리코

앵무새 부리코는 콧등 중간이 솟은 매부리와는 조금 다른 형태다. 아래 사진처럼 코끝 바로 위가 높아서 코끝이 뚝 떨어진 형태를 말한다. 이런 경우는 코끝을 많이 올려 주어야 한다.

* 앵무새 부리코의 수술 전후의 모습 *

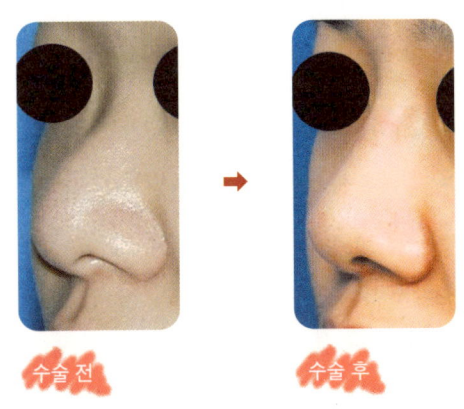

수술 전 → 수술 후

너무 들어올린 코

코끝이 오뚝하면 예쁘다는 이유로 종종 메드포아를 이용해서 너무 들어올리는 경우가 있다. 그러나 뼈대용으로 사용하는 딱딱한 이물질로 무리하게 코끝을 들어올리는 것은 부자연스러울 뿐만 아니라, 코끝을 돌같이 딱딱하게 하는 등 부작용의 우려도 높다.

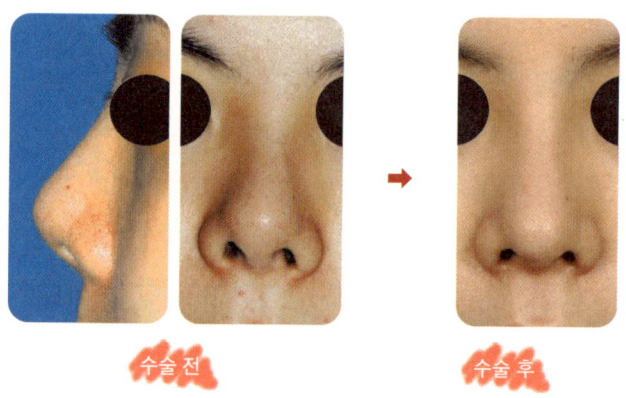

* 너무 들어올린 코의 수술 전후 모습 *

수술 전   수술 후

🏥 양쪽 비대칭

콧등의 튀어나온 부분이 서로 다름을 호소하는 환자들이 많다. 이것은 거울을 볼 때 양쪽이 다르게 보이는 것으로, 한쪽 얼굴이 비대칭이거나 코 폭이 두꺼운 경우 혹은 휘어진 코에서도 많이 나타난다. 이 경우에는 정확한 원인을 찾아야 해결이 가능하다.

🏥 피노키오 코

주먹코나 코끝이 조금 떨어진 경우 메드포아 등으로 코끝을 과다하게 올리는 경우가 있는데, 이것은 날렵하게 보이기 위해서일 것이다. 그러나 그런 경우 일단 코끝을 낮춘 후에 다시 올려야 한다. 무조건 올리면 그렇지 않아도 주먹코라서 코끝이 큰데 올리기까지 하면 피노키오 코처럼 콧등보다 코끝이 심하게 높게 된다.

🏥 휘어진 코와 비중격

휘어진 코와 비중격은 서로 떼어놓을 수 없는 관계에 놓여 있다.

비중격의 교정이 완전하지 않으면 휘어진 코는 돌아오지 않기 때문이다.

그런데 이 비중격의 교정은 작은 콧구멍 안에서 이루어지기 때문에 기술적으로도 상당히 어려운 작업 중 하나이다.

치아의 교합 문제 때문에 치과에서 턱 수술을 하듯이 비중격의 교정을 비롯한 코 성형은 코 전반의 문제를 고려할 때 이비인후과에서 하는 것이 좋다. 다만, 이 경우라도 코 본래의 기능에 문제가 없을 뿐 아니라 부작용이 없도록 하는 것이 최선이다.

화살코

화살코는 왠지 얌체처럼 보이는 인상을 준다. 이러한 화살코의 교정은 비중격의 끝단을 자르는 것, 막성비중격을 잘라 내는 것, 그리고 아래코 연골의 하단을 자르는 것 등 세 가지 방법이 있다. 이 세 가지를 적절하게 조합해서 수술해야만 화살코를 제대로 교정할 수 있다.

* 화살코의 수술 전후의 모습 *

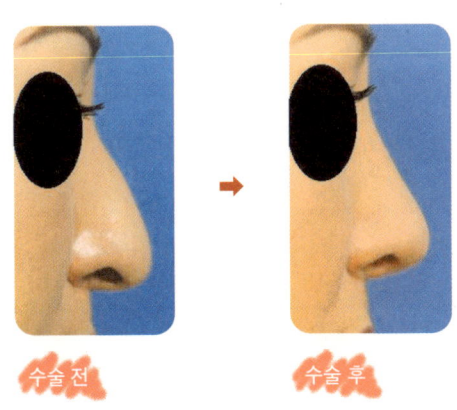

수술전 → 수술후

눈 사이의 거리와 코 성형

흔히 눈 사이가 좁은데 코 성형을 하면 더 좁아지는 것이 아니냐고 묻는 경우가 많다. 이것은 틀린 이야기는 아니지만 눈 사이에는 원래 코가 있어야 정상이다.

만약 눈 사이에 코가 낮다면 한 점으로 몰리는 경향이 심해져 눈이 더 몰려 보일 수 있다. 눈과 눈 사이에는 원래 코가 있어야 하므로 어느 정도 높이가 있는 것이 조화롭다. 그러나 눈 사이가 좁은 경우는 약간 낮은 듯이 코를 올려 주는 것이 좋다. 눈 사이가 먼 경우는 약간 폭을 주어 올리는 것이 자연스럽다. 눈 사이가 좁아도 코를 올리는 것이 조화롭다. 눈 사이가 좁고 코까지 낮다면 오히려 눈이 더 몰려 보일 수도 있다.

그렇다면 코는 어디까지 올려야 눈과 조화를 이룰까? 눈을 떴을 때 쌍꺼풀이 잡히는 부위부터 올리는 것이 가장 이상적이다. 앞에서 봐서는 양쪽 눈썹에서부터 선을 받아서 활처럼 휘어졌을 때가 가장 자연스러운 모습이다.

한편, 눈과 관련하여 양미간만 살짝 올릴 수 없냐고 질문하는 경우가 많다. 이 경우 고어텍스를 이용해서 얼마든지 원하는 부위만 올릴 수 있다. 그러나 정확한 위치에 표시가 나지 않게 삽입해야 하므로 경험이 요구된다.

눈 사이가 먼 경우에는 약간의 폭이 있는 콧등이 좋다. 여기에 몽고주름 수술을 통해 눈을 당겨 줌으로써 더 좋은 효과를 얻을 수 있다. 눈 사이가 좁든 넓든 코라는 구조가 있기 때문에 그 폭을 조절하기가 용이하다.

이 교정 수술의 경우 콧볼 옆에서 입꼬리 쪽으로 흐르는 깊은 골을 교정해 주는 귀족 수술을 함께 한다. 귀족 수술은 정식 의학 용어는 아니지만, 이 수술 후 인상이 세련되어 보인다고 해서 붙은 이름이다. 눈 사이가 먼 코의 교정의 경우 콧등은 고어텍스를, 코 끝은 비중격 연골을 사용한다.

2. 수술 전에 알아두어야 할 상식

가슴 연골과 코 올리기

가슴 연골은 자가 조직으로 가장 좋은 재료 중 하나이지만 그에 못지않게 단점도 있다. 가슴에 흉이 남을 수 있으며, 휘어짐이 약 3~5퍼센트에서 발생한다. 그러나 7㎜ 이상을 올리거나 여러 차례 반복되는 수술의 부작용으로 다른 방법이 없을 때에는 가장 좋은 재료라고 할 수 있다.

이물 재료로 너무 많이 올리면 비쳐 보이고 피부가 얇아져 부작용의 위험이 높다.

구순열 코의 변형

구순열 코는 입술과 인중 입천장, 목소리까지 모두 교정해야 완전하다. 그리고 6개월 정도 후에 1~2회의 가벼운 추가 교정이 필요한 경우가 있는데, 대개 콧구멍과 입술 부위를 추가 교정한다. 다만, 다음 페이지 사진처럼 구순열 코 자체는 거의 비슷하게 교정이 가능하지만, 입술과 인중의 상처와 형태 등은 완전한 교정이 어렵다. 이미 나 있는 상처는 없앨 수 없기 때문이다.

※ 구순열 코의 수술 전후의 모습 ※

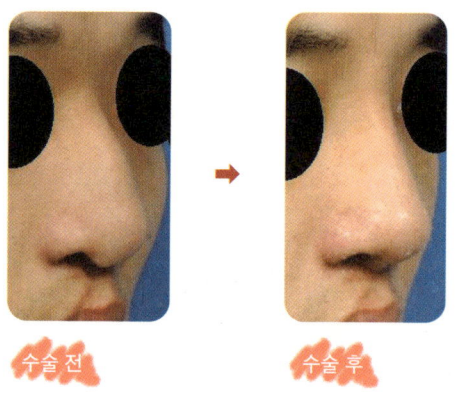

수술 전 → 수술 후

귀 연골을 떼는 위치

귀 연골은 귀의 뒤에서도 뗄 수 있고 앞에서도 떼어 낼 수 있다. 뒤에서 떼어 낼 때는 앞의 주요 구조를 건드릴 수 있으므로 조금만 떼어 낼 경우에는 뒤에서 떼어 내야 한다. 물론 얇은 주사 바늘로 귀를 관통해서 주요 구조를 제외한 표시를 한 후에 뒤에서 많은 양을 뗄 수도 있다.

절개선을 넣은 후 떼면 흉이 보이지 않으면서 많은 양을 얻을 수 있다. 연골은 귀의 바닥에서만 떼어야지 만약 주름진 부위에서도 뗀다면 귀의 변형을 초래할 수 있다.

귀 연골을 떼어 낸 후에는 코보다도 더 심한 통증이 2~3주 이어질 수 있지만 그다지 걱정할 것은 아니다. 간혹 혈종(죽은 피)이 차면 오랫 동안 반복해서 고생할 수 있으므로 수술 후 처음 며칠 동안은 솜 등으로 죽은 피가 차지 않게 조여 주는 것이 좋다.

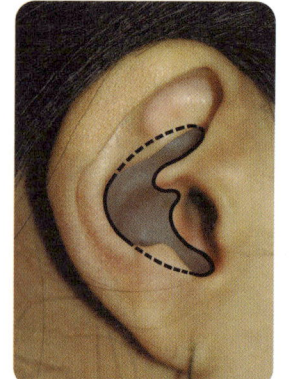

점선과 실선 안의 연골을 뗀다.

💊 코 폭을 줄이는 수술

 코 폭을 줄이는 수술은 여러 가지 방법이 있다. 그중에 코 살은 많고 콧구멍이 적은 경우에는 콧날개 옆의 아래 부분을 절제해서 교정할 수 있다.

✽ 코 폭을 줄이는 수술 전후의 모습 ✽

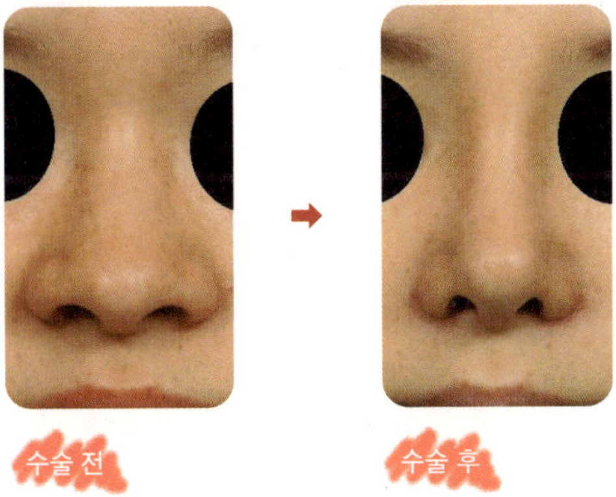

수술 전   수술 후

💊 늘어진 코기둥의 교정

 앵무새 부리 변형이 있으면서 화살코처럼 늘어진 코기둥의 교정은 많이 잘라 내도 나중에 보면 조금 부족한 듯 보인다. 따라서 재수술이 필요하기도 하다. 이때 재수술은 더 좋은 결과를 위한 과정 중 하나라고 생각하는 것이 바람직하다.

💊 아래코 연골의 변형

 아래코 연골은 코끝을 이루는 중요한 부분으로, 아래코 연골의 변형은 필연적으로 코끝의 변형을 가져온다.

* 아래코 연골의 변형에 의해 나타나는 다양한 코끝 변형 *

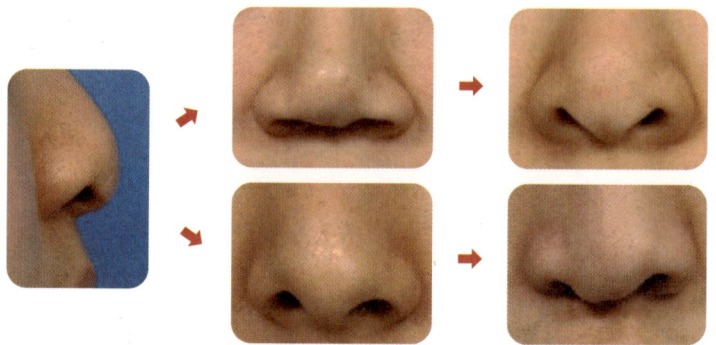

🩺 비중격 결손의 치료

비중격이 과거의 수술 시 완전히 없어진 환자의 모습이다. 이런 경우는 코를 올려도 기둥이 없으므로 다시 주저앉는다. 따라서 가슴 연골로 기둥을 먼저 만들어야 그 다음에 코를 올릴 수 있다. 옆의 사진은 가슴 연골로 없어진 비중격 연골을 재건한 모습이다.

* 비중격 결손 모습 *

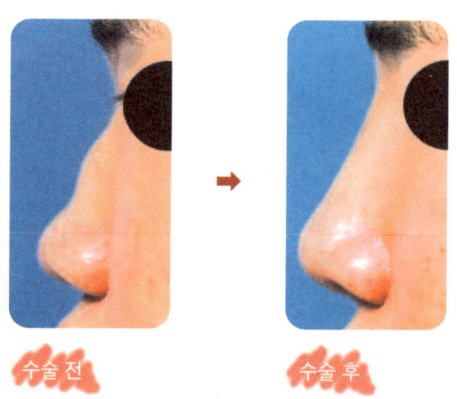

🔹 선천적 코의 변형

아래코 연골의 결손으로 코끝의 일부가 일그러져 보이는 경우 한 쪽 아래코 연골의 보강이 필요하다.

🔹 보조개 수술

보조개는 간단한 수술로 만들 수 있다. 보조개의 위치는 대개 눈가와 입가가 만나는 선이 가장 좋으며, 모양은 둥근 모양이나 선 모양 등 모두가 가능하다.

* 입가의 보조개 모습 *

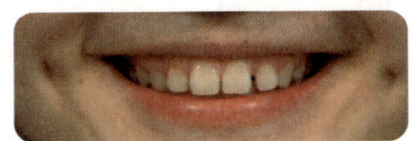

보조개는 눈가와 입가가 만나는 선이 좋다.

🔹 이마를 올리는 수술

이마를 올리는 수술을 할 경우 재료를 선택할 때 문제가 많다고 할 수 있다. 실리콘을 사용하면 아주 가끔 물이 차거나 머리가 아프다는 환자들도 있다. 고어텍스는 크기와 부드러움으로 인해 삽입의 어려움으로 나중에 경계부에 표시가 나는 경우가 많다. 또, 인공뼈의 일종은 경계의 표시가 날 가능성이 더 높다. 인공뼈로는 처음에는 실리콘을 쓰다가 고어텍스를 사용했으며 다시 실리콘을 쓰는 추세다.

코를 올릴 때 이마와 인중, 턱 등 옆선을 함께 고려해야 한다. 코는 코로만 존재하는 것이 아니라 얼굴 속의 코이기 때문이다. 만약 턱이 너무 없다면 턱을 돋구어 주는 것이 코의 모양을 좋게 하고 아울러 얼굴 전체의 모양이 밝아진다.

콧구멍의 변화

콧구멍이 원래부터 삼각형인 환자도 있지만 수술 후에 심화된 경우도 있다. 수술 시 아래코 연골 사이로 깊게 들어간 실리콘 등이 아래코 연골 사이를 벌려서 이런 형태로 보이게 한다.

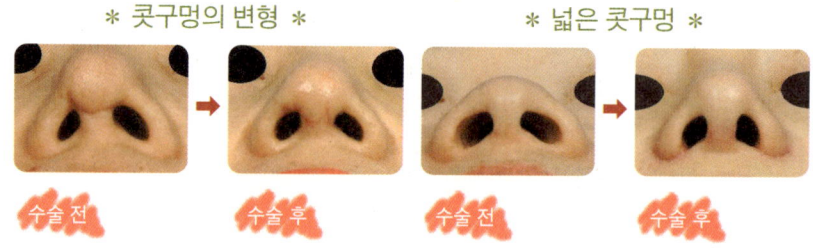

* 콧구멍의 변형 *   * 넓은 콧구멍 *
수술 전   수술 후   수술 전   수술 후

코막힘과 휘어진 코

휘어진 코는 심한 코막힘이 동반되는 경우가 많다. 이럴 때에는 미용적인 목적이 아니더라도 코 성형이 필요하다. 코중격에 해당하는 기둥과 지붕에 해당하는 코뼈가 모두 돌아와야 보기도 좋고 코의 기능도 회복된다.

나이가 많은 환자들은 "모양은 상관없이 숨만 쉬게 해주었으면" 하고 호소하는 경우가 많은데, 똑바른 코가 기능도 좋다는 점을 알아두어야 한다.

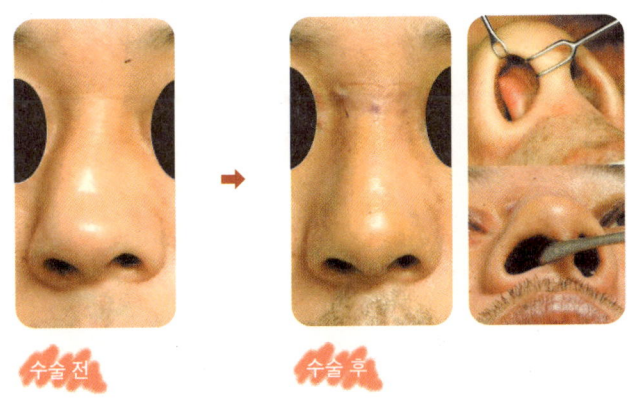

* 휘어진 코의 수술 전후의 모습 *

수술 전   수술 후

맨 오른쪽 사진에서 심하게 휘어진 비중격을 볼 수 있다. 비중격이 잡혀야 휘어진 코의 교정이 가능하며 코막힘도 해소된다.

콧등 폭을 줄이는 수술

콧등 폭을 줄이는 경우 흔히 콧등을 간다고 한다. 그러나 코뼈의 두께는 2mm 정도이므로 코뼈를 모두 갈아내야 2mm의 콧등 폭이 줄어든다.

그렇다고 코뼈를 다 갈 수는 없으며, 다 간다고 해도 2mm가 줄어서는 웬만한 콧등은 표도 나지 않는다. 따라서 콧등이 넓은 경우에는 골절을 시켜 줄여야 한다.

파라핀 재수술

과거에는 파라핀이나 액체 실리콘을 이용해서 주사로 코를 올리는 시술이 많았다. 특히 파라핀 주입은 주사 후에 세포들이 파라핀을 먹어 버리기 때문에 코가 원하는 대로 오똑하게 되지 않는 문제가 있었다. 이것은 액체 실리콘의 경우에도 마찬가지다.

파라핀은 제거하기가 매우 힘든 것도 문제다. 파라핀을 제거한다는 것은 곧 피부 등 조직을 제거한다는 의미이므로 그만큼 위험 부담이 매우 높다. 더구나 파라핀은 인체 내에서 파라핀 종양을 일으키기도 한다. 이 까닭에 대부분의 클리닉에서는 파라핀 주입을 꺼려한다.

과거에는 파라핀의 주사로 코를 올린 경우가 많았다. 파라핀을 모두 제거하기는 어렵지만, 가능한 한 모두 제거한 뒤 안쪽에 진피를 대어 주는 것이 안전하다.

코뼈 쪽은 고어텍스 등을 이용하고 피부 쪽은 진피로 가려 주는 것이 좋다.

코뼈의 골절

친구들과 싸우거나 넘어져서 코뼈가 부러진 경우 부러진 직후에 간단히 주저앉은 코뼈를 들어올려서 맞추어 주거나 아니면 부기가 빠진 1주일 후에 맞추어 주는 것이 좋다. 왜냐하면 부기 때문에 상태를 정확하게 파악할 수 없기 때문이다.

그러나 이 정도로 심하게 골절된 경우에는 나중에 어느 정도 다시 돌아가는 경우가 많다. 따라서 시간이 몇 달 흐른 후에 코 성형이 필요한 경우가 적지 않다.

작은 코의 수술

코가 낮아서 수술을 받으러 오는 이들이 많다. 하지만 자세히 보면 코가 낮은 것이 아니라 코가 작은 경우가 많다. 코가 작다는 것은 코가 낮고 짧아서 들린, 말 그대로 코가 작은 경우를 말한다. 이런 경우에는 코의 길이를 늘리고 올려야 큰 효과를 볼 수 있다. 무조건 올리면 코가 더 들리기 때문이다. 조금 올리더라도 늘리면 코가 높아 보인다.

또한 이런 환자들은 코 주위도 움푹 들어가 입이 나와 보이는 경우가 많다. 이럴 때 코를 올리면서 귀족 수술을 하면 효과가 더욱 커진다.

코를 올리고 진피를 이용한 입술 융기

펑퍼짐한 코 폭을 줄이는 대신 코를 올리고 진피 지방을 이용해서 입술을 도톰하게 할 수 있다.

입술을 도톰하게 하는 데에는 레스틸렌 등의 주입 물질도 사용되지만 진피 지방이 가장 적합하다.

코 폭을 줄이는 수술

코 폭을 줄이는 것은 얼마든지 가능하다. 하지만 콧구멍이 너무 작으면 콧구멍이 닫혀 버리는 경우가 있으므로 많이 줄이지 못한다. 아울러 콧망울 두께가 너무 두꺼운 사람도 코 폭을 줄이는 데 어려움이 많다. 이 경우가 아니라면 누구든 쉽게 교정할 수 있다. 참고로, 코끝을 올려 주는 수술을 함께 함으로써 더 좋은 결과를 얻을 수 있다.

폭이 넓은 코는 코뼈의 골절을 통해 좁혀 주는데, 대개의 클리닉에서는 콧등을 올려서 조절한다. 즉, 아무것도 넣지 않아도 코뼈만 오므려 주면 콧등이 오뚝하게 보일 수 있다.

코 폭을 줄이기 전과 후의 모습

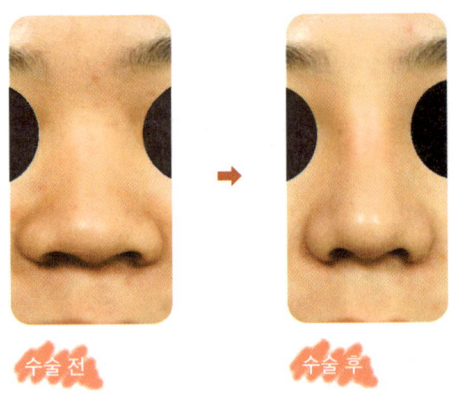

수술 전 → 수술 후

코의 부기와 눈가의 멍

코 수술 후 생긴 멍이나 부기는 2주 정도면 자연스럽게 없어진다. 그러나 사용된 재료와 개인에 따라 4주가 지나야 완전하게 가라앉는 경우도 있다.

한편, 다른 부위에 비해 가슴 연골이나 진피 등 자가 조직의 부기가 더디게 가라앉는 편이다. 진피는 부기가 3주까지 남고, 3개월까지 이어지는 예도 있다. 가슴 연골의 경우도 마찬가지여서, 완전히 자리잡기까지는 3개월 정도가 소요된다.

진피와 코중격 연골

진피는 엉덩이의 위쪽 갈라진 부위에서 얻으며, 코중격 연골은 코 안에서 구한다.

실리콘 수술 후 수술한 티가 심하거나, 피부가 붉어지는 경우, 하얗게 비치거나 하는 등의 부작용이 있으며, 높이에 연연하지 않는다면 진피로 교체하는 것이 좋다. 진피 지방으로 수술할 경우 3주 정도는 부기가 이어진다.

콧망울 폭 줄이기

콧망울을 줄이는 방법은 여러 가지가 있다. 우선 코 평수가 넓은 형태가 가장 중요하다. 콧망울의 둘레가 커서 콧구멍이 크다면 콧망울의 일부를 절제해야 한다.

하지만 콧망울이 넓은 경우에 콧망울을 잘라 내면 제 모습이 돌아오지 않는 부작용이 생긴다. 따라서 이럴 때는 콧망울 안쪽을 줄인 뒤 당겨 주어야 한다. 두 가지가 복합된 경우에는 두 가지 수술을 겸하도록 한다. 콧구멍은 호흡이 괜찮은 한도 내에서 얼마든지 줄일 수 있다.

절제 시에 콧망울의 홈을 따라서 절제하면 흉이 크게 남는다.

귀족 수술에 대하여

귀족 수술은 일반인의 이해를 위해 붙은 이름으로, 팔자 주름으로 인해 빈티가 나 보이는 것을 감추어 얼굴이 귀족처럼 세련되게 보인다는 데에서 유래된 말이다.

원래는 콧망울 밑이나 코기둥 밑 부분이 쑥 들어간 것을 말하며, 그 결과로 입도 튀어나와 보인다. 특히 콧망울 밑이 키포인트가 되어 팔자 주름이 깊게 맺히는데, 이 주름은 보톡스 등으로는 교정되지 않는다.

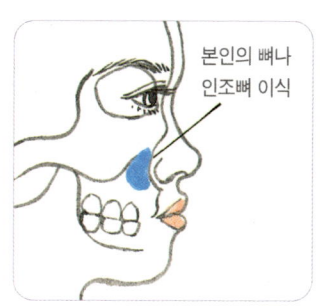

수술은 대개 입 안으로 하며, 아주 간단한 것이 특징이다. 필자의 경우, 이럴 때는 추가 시술 비용 없이 코 성형에 포함시켜 교정한다.

더러 일부에서 코 수술을 기본 비용 얼마에 콧망울을 더하면 얼마를 추가하고, 귀족 수술을 하면 얼마를 추가한다는 식으로 비용을 매기는 경우도 없지 않다. 하지만 이런 행위는 환자에게 경제적 부담만 가중시킬 뿐이다.

* 귀족 수술 전후의 모습 *

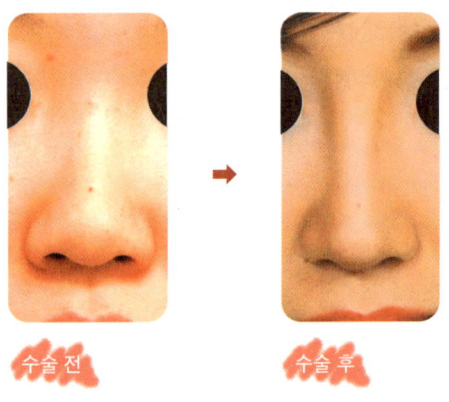

수술은 대개 입 안에서 행하며, 아주 간단한 편이다.

3. 실리콘, 이 점에 주의해야

실리콘, 부작용이 문제다

실리콘을 코끝까지 삽입할 경우 코끝은 실리콘의 무게에 의해 오히려 주저앉는다. 따라서 코기둥이 처지고 오히려 코끝의 폭은 넓어 보인다. 코끝은 자가 조직을 이용해서 올려 주는 것이 부작용을 줄일 수 있고 모양도 한결 자연스럽다.

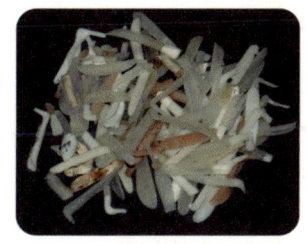

부작용으로 빼낸 실리콘들

실리콘의 부작용은 그 증상에 따라 다양하다고 할 수 있다. 퉁퉁하게 붙은 상태가 지속되기도 하고, 전체가 좌측으로 이동하는 경우도 볼 수 있다. 아울러 미간에서 우측으로 휘어지는 것은 물론 코기둥이 완전히 쪼그라들고, 수술한 티가 심하게 나기도 한다. 휘어지고 수술한 티가 많이 날 뿐만 아니라, 코끝이 오그라드는 경우도 있다.

오른쪽 위의 사진은 수술한 지 20년이 지난 후에 빼낸 실리콘들이다. 물론 그렇지 않은 경우도 있고, 정도의 차이는 있지만, 대개 딱딱하게 변하고 표면이 석회화되어 모양이 좋지 않다.

피부 밖에서 오톨도톨하게 만져지고 피부를 통한 실리콘의 윤곽도 심해진다. 아울러 실리콘은 10년 정도 지나면 석회화가 시작해서 20년이면 거의 모든 경우에서 석회화가 나타난다.

석회화가 생기면 실리콘은 딱딱하고 우툴두툴해지며 정도의 차이는 있지만 뒤틀림이 생긴다.

* 화살코에 앵무새 부리 형태가 강조된 경우 *

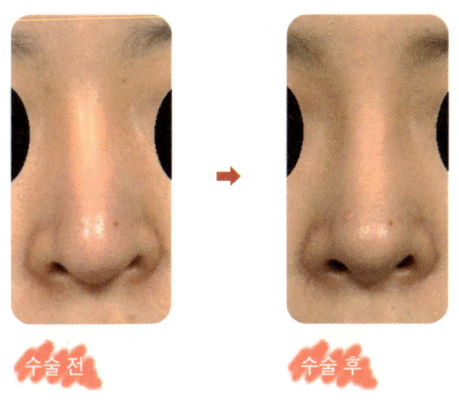

수술 전 → 수술 후

4장 돋보이는 얼굴을 위한 코 교정

한편, 실리콘 수술 후에 코 기둥이나 콧구멍 안쪽에 불편감과 함께 점점 불러 올라오고 딱딱한 것이 만져지면 실리콘의 이탈을 한 번쯤 의심해야 한다. 실리콘이 살 안쪽에서 바로 만져지면 빠른 조치가 필요하다.

실리콘을 고집하는 이유 중 하나가 모양이 가장 좋다는 점이다. 그러나 재료가 모양을 결정하는 것이 아니다. 실리콘으로 하면 모양이 예쁜 것이 아니라 실리콘밖에는 사용하지 못하기 때문에 그렇게 이야기하는 것에 불과하다. 모양을 내는 것은 재료가 아니라 의사의 미적 능력임을 알아야 한다.

실리콘이나 고어텍스를 이용해서 수술한 후 염증이 생겼을 때는 95퍼센트 정도가 낫지 않는 것으로 나타났다. 그러므로 일단 염증이 확인되면 우선적으로 빼는 것이 바람직하다. 염증이 오랜 기간 지속되면 코가 일그러지는 등 코 자체의 변형이 올 가능성이 높아진다.

실리콘을 코끝까지 길게 넣는 이유는 코끝을 올리기 위해서일 것이다. 하지만 모양이 잘못되거나 부작용이 없다는 점을 고려할 때 코끝은 자기 연골로 수술해야 안전하다.

장기적으로 가장 안전한 가슴 연골

5년 혹은 10년의 시간이 흐르면서 실리콘에 의한 수술한 티는 부작용은 없더라도 사람들이 가장 싫어하는 부분 중의 하나다. 게다가 20년 이상 된 실리콘의 경우 석회가 침착되어 모양이 흉칙해진다. 이 환자도 코끝의 피부가 점점 얇아지면서 붉어지고 피부에 달라붙기 시작하면서 드러나는 실리콘의 형상과 피부를 뚫고 나올지 모른다는 공포감에 가슴 연골을 이용해서 재수술을 받았다.

필자는 6개월에 걸쳐 44구의 사체를 해부한 바 있다. 이것은 코 성형 시에 사용할 수 있는 가슴 연골을 구하기 위한 것이었다. 이 결과 가슴 연골 중 7번째가 가장 안전하고 미용상, 재료의 크기 등에서 적합하다는 것을 밝혀 냈고, 이를 논문으로 국내외에 발표하기도 했다.

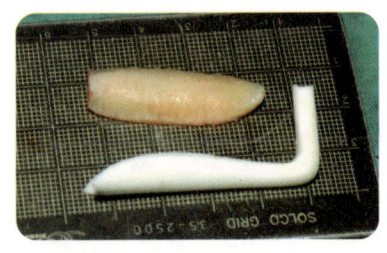

가슴 연골을 이용해서 수술하기 위하여 가슴 연골을 조각한 것(위)과 부작용으로 빼낸 L자형 실리콘(아래)

가슴 연골은 늑연골이라고도 부르는데, 보통 늑골은 12개이지만 늑연골은 1번부터 10번까지만 연골이 있다. 가슴 연골은 대부분 가슴 부위에 위치하고 크기가 작은 편이다. 가슴 연골 중 7, 8, 9, 10번째 것은 배에 위치해서 가슴 수술에 따른 위험성이 없고, 절개선도 2.5㎝만 넣으므로 미용상으로도 문제가 없다. 이 때문에 코가 너무 낮거나 구순열코 등 변형이 심한 코, 이물질 주입을 절대 원하지 않는 환자들이라면 가슴 연골로 수술하도록 한다.

가슴 연골은 가공이 쉽다(위 사진의 윗쪽은 가슴 연골, 아랫쪽은 부작용으로 인해 빼낸 실리콘). 실리콘과 가슴 연골의 모양의 차이는 감각이 있는 의사에게 수술받는다면 가슴 연골의 모양이 훨씬 좋다.

찍어 나온 실리콘은 기성복과 같은 반면, 처음부터 그 사람에 맞게 조각하는 가슴 연골은 비록 시간이 더 걸리지만 맞춤복이라고 생각하면 그 차이를 쉽게 이해할 것이다. 수술이 부담되겠지만, 안

심하고 평생을 생각한다면 고려할 가치가 있을 것이다.

대안으로 등장한 기증된 가슴 연골

최근에는 기증된 가슴 연골의 사용이 늘고 있다. 기증된 가슴 연골은 북미나 유럽에서는 많이 사용되고 있는 재료이다. 최근 국내에서 이 재료의 사용도 늘고 있다.

국내에서 많이 사용되고 있는 알로덤 역시 기증된 진피 조직이다. 이물 재료는 싫고 그렇다고 가슴 연골을 떼기는 무섭다면 절충형으로 기증된 가슴 연골의 사용을 고려할 수 있다.

기증된 가슴 연골은 다른 사람의 가슴 연골로서 자가 조직은 아니지만 이물질도 아니므로 장점만을 가진 재료가 없는 코 성형 재료들중 하나의 대안이 될 수 있겠다.

Chapter 5

콧병, 이렇게 해결하자

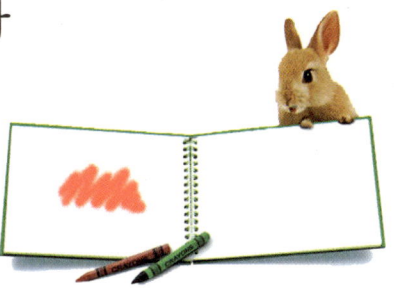

많은 사람들이 치료를 받지 못해 고생하는 것이 **축농증, 코골이, 알레르기성 비염** 등이다.

1. 귀찮은 축농증, 그 실체를 안다

축농증이란 무엇인가?

양쪽 뺨과 이마, 양미간 사이에 부비동이라는 빈 공간이 있는데, 이곳에서 콧물이 만들어지고 발성 시 공명을 돕는다. 이 부비강은 콧속과 작은 통로로 연결되는데, 이를 자연공이라고 한다.

이런 빈 공간과 콧속을 연결한 교통로(자연공)가 막혀 생성된 콧물이 안에서 부패하여 고름으로 축적되는 것을 흔히 축농증이라 하며, 임상 경과에 의해 급성 및 만성 부비동염으로 나뉜다.

급성 부비동염에 대하여

축농증의 초기인 급성 부비동염의 가장 흔한 원인은 감기이며, 그 밖에 알레르기성 비염과 코뼈가 휘는 비중격 만곡증, 만성 비후성 비염, 물혹으로 통칭되는 비용 등이 원인이 될 수 있다. 특히, 어린이들에게는 편도 및 아데노이드의 빈번한 염증과 비대 등이 원인이 된다.

증상으로는 감기와 비슷한 증상을 동반하며, 권태감과 두통, 미열 등이 있을 수 있고, 누런 콧물이 콧구멍이나 목구멍으로 배출되기도 한다. 또한 코가 막히고, 냄새를 맡지 못하거나, 치통 등이 따를 수도 있다.

이런 증상이 있으면 콧속을 들여다보는 것만으로도 진단이 가능하며, 확진을 위해서는 비내시경 검사와 방사선 검사 등을 시행할 수 있다. 급성 부비동염으로 확진이 되면 대부분 약물 치료로 완치되는데, 적절한 항생제를 2~3주 이상 투여하고 필요에 따라 선행 원인을 제거한다.

수술이 필요한 만성 부비동염

급성 부비동염이 대개 3개월 이상 지속되어 부비동 점막이 비가역적으로 변한 상태를 만성 부비동염이라고 한다.

주된 증상은 누런 콧물을 들 수 있으며, 흔히 콧물이 목 뒤로 넘어가고 코막힘, 두통, 후각 기능의 이상 등을 일으킨다. 특히, 어린이에게 있어서는 분비물이 목으로 넘어가 만성적인 기침의 원인이 되기도 하고, 소화불량을 일으키기도 한다.

이와 같은 특징적 증상은 콧속을 보는 것만으로도 진단이 가능한데, 흔히 물혹을 동반한다. 그러나 급성 부비동염과 달리 부비동 CT는 진단과 치료 계획의 수립에 꼭 필요한 검사라고 할 수 있다.

치료는 급성 부비동염과 달리 기본적으로 수술을 하는데, 수술하기 전에 3주 이상 적절한 항생제를 사용해야 한다. 수술 시간은 양쪽을 할 때 약 50분 정도가 소요되고 국소 마취를 시행된다.

내시경 수술은 자연 배출구가 막히는 원인이 되는 구조를 선택적으로 수술을 하는데, 특히 정상 점막을 보존할 수 있기 때문에 수술 후 치유 기간이 단축되므로 입원할 필요는 없다. 다만, 내시경 수술의 경우 중학생 이상의 만성 부비동염 환자라면 이 요법으로 완치율이 높지만, 어린이의 경우에는 수술 후 치료에 문제가 있으므로 상대적으로 완치율이 떨어진다.

과거에는 잇몸을 째고 상악골의 골벽을 깨고 시행하는 부비동 근치 수술을 주로 했지만 현재는 수술 후 출혈이 적고 안면골의 기형 또는 안면 부위의 자각 이상 등의 합병증이 없는 내시경 수술이 널리 쓰이고 있다.

수술 후에는 의사의 지시에 따라 2~3주 정도의 통원 치료를 하면서 생리 식염수로 부비동을 세척하며, 부비동 점막이 정상으로 돌아오면 치료가 끝난다. 물혹 수술을 받은 부비동염 환자는 치료 부위가 재발되기 쉬우므로 수술 후에도 의사에 지시에 잘 따라야 재발을 줄이고 좋은 결과를 기대할 수 있다.

내시경 수술을 받는 모든 환자는 CT 촬영을 하며, 정확한 진단 하에 선택적으로 정확하게 수술이 이루어지므로 재발률은 매우 낮다고 할 수 있다. 잇몸을 째고 수술을 하는 부비동 근치 수술은 수술을 하고 나서 10년이 지난 후에 상악에 고름 주머니가 생기는 경우가 있으나, 내시경 수술은 그런 합병증의 가능성은 없다.

수술 후에 하룻동안 코를 막게 되나 일상생활에는 아무런 지장을 주지 않는다. 내시경 수술은 보험이 적용되고, 비용은 70~100만원 정도이다.

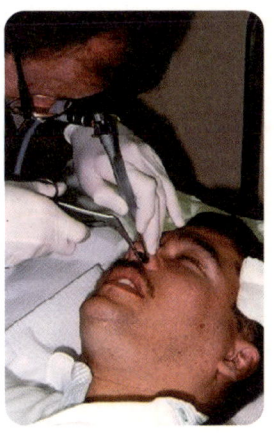

내시경 수술은 합병증이 없어 현재 널리 쓰이고 있다.

🔔 비염과 축농증, 이렇게 구별한다

비염이란 코의 염증을 말하는 것으로 알레르기성 비염, 혈관 운동성 비염, 비후성 비염, 바이러스성 비염 등을 들 수 있다.

비염의 특징적인 증상은 맑은 콧물이 나오고 가끔 재채기와 코막힘, 코 가려움증 등을 동반하게 된다. 반면에 축농증은 코 옆에 있는 공기 주머니인 부비동에 세균 감염이 생겨서 고름이 고인 경우를 일컫는 것으로, 누런 콧물과 두통, 기침, 가래 등이 증상으로 나타난다. 따라서 어떤 증상이 있느냐에 따라 질환의 종류를 진단할 수 있으며, 치료 방법 또한 달라진다. 예를 들어 음식물만 들어가면 콧물이 나오는 경우도 비염 증세를 의심할 수 있고, 이렇듯 음식물과 관련된 콧물을 식이성 비염이라고 한다.

그러나 축농증인 경우에는 대개 균을 포함한 분비물이 콧속으로 고이므로 어느 정도는 비염을 수반한다.

한편, 코가 목 뒤로 넘어간다고 호소하는 환자가 있는데, 이것은 코 안에 비염이나 축농증 같은 염증이 있어 분비물이 증가했기 때문이다. 이와 함께 입 냄새도 많이 나는 경우가 적지 않다.

우리 코의 구조는 정상적으로 증가된 분비물은 목 뒤로 넘어가도록 되어 있다. 이런 분비물들이 목에 머무르는 동안에 염증을 일으키고, 이 염증은 목에 있는 기침 신경을 자극시켜 기침을 나오게 하거나 이물감을 느끼게 한다.

이와 같은 경우에는 비염이나 축농증을 치료하면서, 필요하면 목의 염증을 가라앉히고 신경의 상태를 정상으로 돌려놓는 치료가 필요하다.

2. 감기로 오인하기 쉬운 축농증

축농증, 합병증을 일으키기도

감기는 급성 증상일 뿐만 아니라 유행 시기가 있어서 진단이 어렵지 않다. 그러나 아직 확실한 치료제가 없는 까닭에 대개의 경우 증상을 완화하는 대증 요법으로 치료하며, 1주일 정도면 증상이 없어진다.

이에 비해 축농증은 감기 증세와 유사하지만, 잘 낫지 않으며 환절기만 되면 재발하는 특성이 있다. 이 때문에 일반인들은 축농증을 감기로 오인하는 경우가 많다. 예를 들어 어떤 환자는 축농증을 감기로 오인해서 석 달 동안 감기약만 사 먹다가 낫지 않아 결국 병원을 찾아 비로소 확실한 진단을 받기도 했다.

감기약을 먹어도 증상이 계속되거나 악화한다면 서둘러 전문의를 찾는 것이 좋다. 특히 심한 코막힘은 집중력을 떨어뜨리고 만성 두통을 유발해 무기력증에 빠뜨리기도 하므로 무엇보다 빠른 치료가 중요하다.

국내에는 아직 정확한 통계가 없지만, 많은 사람들이 축농증으로 고생하고 있는 것만은 사실이다. 외국의 사례를 보면 미국과 유럽 등에서는 고혈압과 관절염 다음으로 가장 많이 발생하는 질환이 축농증이다.

코가 자주 막히거나, 콧속에 분비물이 많거나, 누런 콧물을 자주 흘리는 겨우 축농증을 의심해야 한다. 그러나 대부분은 축농증의 치료에 대해 잘 모르고 있기 때문에 치료 자체를 기피해서 평생 불편과 고통으로 지내는 경우가 많다.

축농증은 코 주위 얼굴 뼈 속에 고름이 고여 썩어 나타나는 증상이다. 대표적인 증상은 코가 늘 막혀 있고, 콧속 가래가 목으로 넘어 가기도 하며, 냄새를 잘 맡지 못한다. 또한 때때로 숨을 잘 쉴 수 없어 머리가 아프고, 기억력과 집중력이 떨어지며, 코나 입에서 심한 악취가 나기도 한다.

이와 같은 축농증을 제대로 치료하지 않고 오래 방치하면 기관지나 폐에 합병증을 유발해 기관지염이나 기관지 확장증을 일으킬 수 있다. 더불어 코에서 목으로 넘어온 고름을 삼키면 소화불량이나 위염의 원인이 되기도 한다.

정확한 진단이 우선

종전에는 축농증의 진단 자체를 단순한 X선 촬영에만 의존해 정확도가 떨어진 것이 사실이었다. 그러나 최근에는 코 질환에도 내시경이 도입되어 보다 정확하고 고통 없이 진단과 수술이 가능해졌다.

기본적인 코 검사법은 비경 검사다. 이 방법은 밝은 불빛을 비추면서 콧속을 직접 들여다보는 것으로, 콧병의 원인을 80퍼센트 정도 알아낼 수 있다.

비경 검사에서 축농증이 의심될 때는 부비동 투시 검사와 X-선 촬영을 한다. 또 코 통기도 검사를 통해 콧속의 어느 부위가 좁아져 있는지를 정확하게 볼 수 있다. 코 내시경은 약 25cm, 직경 4mm 정도의 짧은 안테나처럼 생긴 기구로, 그 끝은 0도, 30도, 120도 등으로 조절되어 구석구석까지 진단이 가능해 축농증의 원인 부위를 정확하게 판별할 수 있다. 코 내시경은 원래 진단을 목적으로 도입되었지만 최근에는 수술 칼을 대신하는 치료법으로 널리 활용되고 있다.

근래에는 한 단계 더 발전한 회전식 축농 흡인술이 도입되어 훨씬 간편하게 수술을 할 수 있게 되었다. 이 방법을 통해 특수 기구를 코 안에 넣어 콧속 물혹을 직접 흡입함으로써 물혹을 깔끔하게 제거할 수 있다.

한쪽 코를 시술하는 데 30~40분 정도 걸리며, 수술 후 당일 퇴원이 가능하다. 그러나 드물게 염증을 제거하는 과정에서 뇌를 다치거나 눈에 손상을 입어 간혹 시력을 상실하는 경우도 있으므로 수술 전에 반드시 컴퓨터 단층 촬영을 통해 염증의 위치와 정도를 꼼꼼히 점검해야 한다.

만성 축농증은 내시경 수술을

약물로 치료가 안 되거나 코 안에 물혹이 있을 때, 또는 합병증이 생겼을 때는 수술을 받아야 한다. 축농증 수술의 경우 기존에는 위쪽 잇몸을 3cm 정도 가량 칼로 째고 광대뼈 부위의 얼굴뼈를 노출한 다음 수술용 정으로 뼈에 구멍을 내어 수술하는 것이 일반적이었다. 그만큼 고통과 출혈이 심하고 수술 후에도 수주일 동안 얼굴이 붓고 잇몸이나 얼굴의 감각이 마비되는 현상이 지속되는 부작용이 있었다.

그러나 내시경 수술은 간단한 부분 마취로 콧속에 내시경을 집어넣고 의사가 직접 눈으로 확인하면서 병이 있는 부위만 제거한다. 따라서 통증과 출혈, 얼굴이 붓는 등의 고통이 거의 없고, 수술 효과도 뛰어나다.

수술 후 입원 기간은 평균 2~3일이며, 퇴원 후 약 4~6주 동안 1주일에 한두 차례씩 통원 치료를 받아야 한다.

3. 코막힘, 예방에서 치료까지

코가 막히는 근본적인 이유

코가 막히는 이유에 대해서 단적으로 잘라 말하기는 어렵다. 단지 이런저런 이유로 콧속의 칸막이가 휘거나 콧속 양쪽 벽에 달린 콧살이 부어올라 콧속 공간이 좁아지기 때문이다. 또한 실내가 너무 건조하여 코 점막이 말라 코막힘이 나타나기도 한다.

 콧물 감기에 걸리면 콧속 점막이 붓고 동시에 콧물까지 나와서 부어오른 코 안에 콧물이 갇힌다. 이런 이유로 공기가 콧속을 통해 목으로 들어갈 수 없게 되어 코막힘은 더욱 심해진다. 그러다 보면 자연히 입을 벌리고 숨을 쉴 수밖에 없고, 잘 때도 입을 벌리고 자는 경우가 많게 된다. 코막힘이 심한 경우는 머리가 맑지 못하고 두통이 오며 잠도 제대로 잘 수 없다. 이때는 충분한 휴식을 취해야 함은 물론, 실내 습도 조절을 통해 부어오른 코의 점막을 빨리 가라앉혀야 한다. 이 경우 일시적으로 비점막 수축제를 사용하면 효과가 있지만 장기간 사용할 경우에는 축농증 같은 부작용이 생길 수 있으므로 주의해야 한다.

 일반적으로 잘 알려진 사항은 아니지만, 생리적으로 숨을 쉴 때는 2개의 콧구멍 가운데 어느 한쪽으로만 숨을 쉰다. 그러다가 어느 정도 시간이 지나면 다른 쪽 콧구멍으로 번갈아 가며 숨을 쉬는데, 이런 현상을 가리켜 비주기라고 한다.

 코가 막히는 질병으로는 감기 외에도 알레르기성 비염, 축농증, 코 가운데 칸막이 뼈가 휘어져 생기는 비중격 만곡증, 콧속의 양쪽 콧살이 붓는 비후성 비염 등이 있다. 그 밖에 콧속의 물혹이나 종양이 생겼을 때도 코막힘 증상이 나타난다.

냄새를 맡지 못해 답답하다면

 어느 날 갑자기 코가 막히지도 않았는데 냄새를 맡지 못한다고 호소하는 환자들이 있다. 더욱이 일에 집중을 할 수 없고, 머리가 아픈 경우도 있으며, 어쩌다가 잠깐씩 냄새를 맡는다고 고민을 상담해 오는 경우가 있다.

우리나라에서는 후각 이상의 원인으로 축농증 등의 부비동 질환이 50퍼센트로 보고되고 있으며, 그 원인은 감기 후의 후각 장애, 알레르기성 비염 등의 빈도가 높다. 그리고 생활 수준이 높아지면서 냄새를 맡지 못해 병원을 찾는 환자들도 많이 있다.

냄새를 맡는 과정은, 공기 중에 퍼져 있는 냄새 분자가 콧속으로 들어와서 콧속 점막의 수용체와 결합되면 자극이 후각 신경을 통해 뇌에 도달되어 냄새 분자를 감지하여 냄새를 구별할 수 있게 된다.

사람의 코는 4,000여 종 정도의 다른 냄새를 구별할 수 있는 능력을 가지고 있다. 냄새를 맡지 못하는 것을 의학적으로 후각 장애라고 하며, 원인은 크게 두 가지로 구별된다.

첫째, 냄새를 가진 공기가 후각 신경이 있는 곳까지 도달하지 못하거나 도달해도 점막이 부어서 직접 접촉하지 못하는 경우를 전도성(호흡성) 후각 장애라고 한다. 이 원인으로는 코 안의 점막이 부어 있거나 물혹 또는 감기 후의 급성 염증이 있는 탓이다.

둘째, 후각 신경의 끝 부분이 손상되어 냄새가 도달해도 반응하지 않거나 뇌 속의 신경중추가 손상되어 냄새를 맡지 못하는 경우를 감각 신경성(중추성) 후각 장애라고 한다. 이 중추성 장애는 뇌 속에 혹이 있거나 교통 사고 등으로 인한 신경이나 뇌의 손상이 원인이다.

치료가 가능한 후각 장애는 대부분 전도성(호흡성) 후각 장애로, 약물 치료와 수술로 회복될 수 있다. 전도성 후각 장애는 스테로이드, 항알레르기 약제가 효과가 있으며 중추성 후각 장애는 비타민 A, 비타민 B, 아연 등을 써 보지만 효과는 증명되지 않은 실정이다. 전도성 후각 장애의 수술 방법으로는 내시경 축농증 수술, 비중격 성형술, 비갑개의 레이저 수술 등이 있으며, 이로써 좋은 결과를 기대할 수 있다.

코막힘 환자의 생활 수칙

1. 알레르기성 비염 환자는 원인 물질에 노출되지 않도록 주의한다.
2. 술과 담배를 삼간다. 알코올은 콧속 혈관을 팽창시키고, 공기의 흐름을 방해하며, 담배 연기는 코막힘을 자극한다.
3. 아침에 간단한 체조를 한다. 아침에 일어나면 수평을 유지하던 콧속이 수직을 이루면서 분비물이 흘러내린다. 이때 운동을 하면 코 속 분비물의 배출이 촉진된다.
4. 코막힘 증상이 있는 환자는 약국에서 생리 식염수를 구입해서 하루 2~3회 콧속을 씻어 주는 것이 좋다.
5. 급격한 온도 변화를 피한다. 실내에서 밖으로 나갈 때는 5~10분 동안 마스크를 착용해서 실외 공기에 적응한 뒤 마스크를 벗는 것이 좋다.
6. 실내 수영장 출입을 자제한다. 실내 수영장은 온도와 습도가 높아 코가 쉽게 과민 반응을 일으킬 수 있다.
7. 옷을 두텁게 입는다. 코막힘 환자들은 피부를 따뜻하게 보호하는 것이 좋다.

코막힘의 치료

흔히 "만성 비염이나 코막힘은 잘 낫지 않는다"는 잘못된 선입견으로 치료를 포기하는 환자들이 많다. 하지만 최근에는 코블레이터나 내시경 수술 등 첨단 치료법이 개발되어 짧은 시간 안에 고통 없이 치료가 가능하다.

콧병은 보통 항생제나 항히스타민제, 항알레르기 약제를 우선적으로 사용한다. 하지만 이러한 약물의 경우 콧물, 재채기에는 잘 듣지만 코막힘에는 효과가 떨어지는 것이 단점이다.

증상이 2~3개월 이상 지속되거나 콧속에 물혹이 있는 경우에는 약물 치료가 안 되기 때문에 수술을 고려해야 한다. 그러나 코막힘 증상이 비교적 가벼운 경우에는 레이저 수술로 쉽게 치료할 수 있다.

이에 반해 증상이 심한 환자들은 콧속의 부어 있는 살을 잘라 내거나, 살 속의 코뼈를 부러뜨리는 수술이 필요하다. 당연히 출혈과 심한 통증으로 환자들의 고통이 심하다.

기존의 레이저나 전기 에너지를 이용하는 수술 기구는 섭씨 400~700도 정도의 고열을 내기 때문에 수술 부위는 물론 주변 조직에도 손상을 줌으로써 출혈과 통증이 심하다는 단점이 있었다. 반면 코블레이터는 40~70도 정도의 낮은 열을 발산해서, 조직 손상이 적고, 수술 후 통증이 거의 없으며, 회복이 빠른 장점이 있다. 아울러 코블레이터는 콧속에 간단한 국소 마취를 한 후 10분 정도면 시술이 끝나며, 곧바로 일상생활에 복귀할 수 있다.

✳ **코막힘이나 비염의 치료** ✳

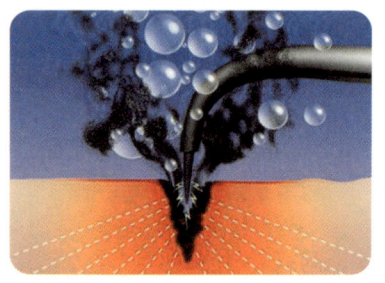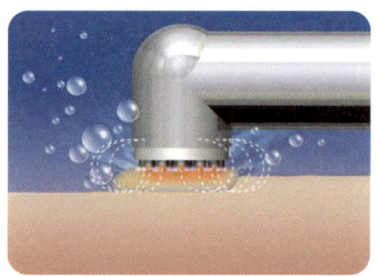

기존의 고주파 수술(왼쪽)에 비해 코블레이터 시술(오른쪽)은 조직 손상이 적고 수술 뒤 통증이 없다.

코막힘을 예방하기 위해서는 일상생활에서 세심한 주의를 기울여야 한다. 우선 건조한 공기는 코 점막을 자극해 각종 콧병을 유발하므로, 사무실과 집안 등 실내에서는 가습기 등으로 코를 늘 촉촉하게 유지하는 것이 좋다. 또한, 하루 한 번 생리 식염수로 코를 씻어 주는 것도 예방에 도움이 된다. 하지만 죽염이나 아주 짠맛의 진한 소금물로 씻으면 코를 자극해 오히려 해롭다. 휴식과 보온, 충분한 수분 공급도 중요하다.

4. 수면 무호흡증을 동반한 코골이

코골이, 중년 남성에게 특히 많아

유난히 코를 심하게 고는 사람이 있다. 또 코를 골다가 몇 초간 숨을 멈추기도 한다. 피곤한 탓으로 대수롭지 않게 넘기는 경우가 많지만 코골이는 분명 치료해야 할 증상이다.

공기가 기도로 들어가기 전에 통과하는 인후부가 좁아져 공기가 쉽게 드나들 수 없기 때문에 일어나는 코골음은 사실 인체에 치명적인 것은 아니다. 하지만 남에게 드러내 놓고 말할 수 없는 고민 거리임에 분명하다. 심한 코골음은 자신뿐만 아니라 주변 사람에게도 고통을 주기 때문에 더욱 그러하다.

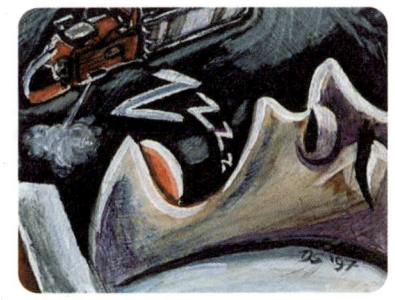

장기간 심하게 코를 골 경우 수면 중에 심장 발작을 일으킬 수도 있다.

일반적으로 30~35세 남성 중 약 20퍼센트, 여성 중에서도 약 5퍼센트 정도는 코를 골며 잔다고 한다. 그런 증상은 나이가 들면 점점 심해져 60대 남성의 60퍼센트, 여성의 40퍼센트가 습관적으로 코를 곤다고 알려져 있다. 특히 남자 코골이 환자 중 성욕 감퇴나 발기력이 떨어지는 경우도 흔히 있다.

* 코골이의 원인 *

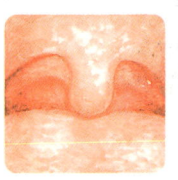 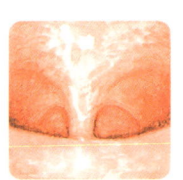 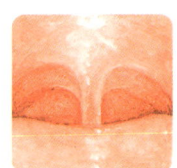

목젖이 넓고 두껍다.　구개궁이 넓다.　목젖이 길다.

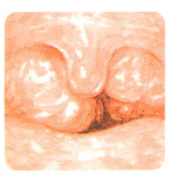 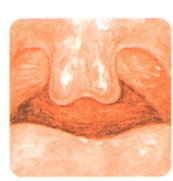 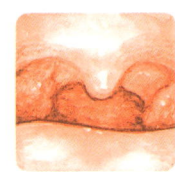

편도선이 크다.　목젖이 갈라져 있다.　편도와 구개궁이 크다.

코골음이 당장은 그다지 심각한 영향을 미치지는 않지만, 장기간 심하게 코를 골 경우 수면 중에 호흡이 끊겨 심장 발작을 일으킬 수도 있다.

의학 용어로 코골음은 폐쇄성 호흡증이라고 부른다. 이것은 코골이 환자가 잠을 자는 도중에 코도 골지 않고 10초 이상 호흡을 하지 않는 상태를 말한다. 이런 현상이 시간당 5회 이상 일어나거나 7~8시간 수면 시간 중 30회 이상 발생하면 병적인 증상으로 여긴다.

 Doctor's clinic

코골음을 줄일 수 있는 방법

- 운동과 건전한 식사 습관으로 체중을 줄인다.
- 진정제, 수면제, 항히스타민제를 자기 전에 사용하지 않는다.
- 수면 전 4시간 이내 음주하지 말고 3시간 이내 식사나 군것질을 삼간다.
- 규칙적인 수면 습관을 유지한다.
- 옆으로 누워 자면 코골이를 줄일 수 있다.
- 10㎝ 정도 침대의 머리 부분을 올려놓는 것도 도움이 된다.

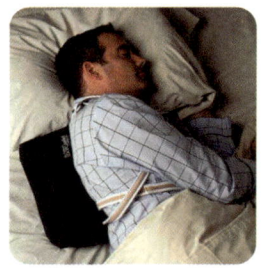

옆으로 누워 자면 코골이를 줄일 수 있다.

대개 뚱뚱하고 목이 굵으며 키가 작은 중년 남성들에게서 흔히 볼 수 있다. 이런 사람들은 표준적인 체격을 가진 사람에 비해 목 안이 상대적으로 좁기 때문이다.

코골이 환자의 약 90퍼센트는 목젖이나 편도가 두껍고 목 안에 가래가 자주 생긴다.

담배를 많이 피우거나 직장의 작업 환경이 나쁘고 혹은 나이가 들어 입과 목의 조직에 긴장도가 떨어지면 코골이가 심해질 수 있다.

자칫 심각한 합병증 유발하기도

가장 큰 문제는 코골이 환자가 갑자기 코를 골지 않을 때다. 이런 수면 무호흡증이 매일 밤 되풀이되면 낮에 심한 졸림증과 피로감이 따르며 종종 교통사고의 원인이 되기도 한다.

장기간 증상이 지속될 때는 심장이나 폐에 대한 부담을 가중시킬 뿐 아니라 고혈압, 심장마비, 발작과 같은 심각한 합병증을 유발한다. 드물게는 돌연사를 초래할 수도 있다.

수면 무호흡증은 코를 골며 자는 도중 갑자기 숨을 멈추는 것으로, 무호흡이 10초 이상 지속되고, 1시간에 15회 이상 일어나면 수면 무호흡증으로 진단한다.

심한 경우 수면 시간의 절반 이상을 무호흡 상태로 보내는 환자들도 있다. 수면 무호흡증 환자는 대개 두통과 고혈압 증세를 갖고 있다.

이처럼 수면 무호흡증을 진단하기 위해서는 먼저 수면 다원 검사를 받아야 한다.

이것은 자는 동안 뇌파와 안구 운동, 턱밑 근육의 긴장도를 점검하는 검사다.

검사 요령은 병원에서 1박 2일간 입원해서 검사를 하기도 하며, 기계를 집에 가져가서 스스로 검사할 수도 있다.

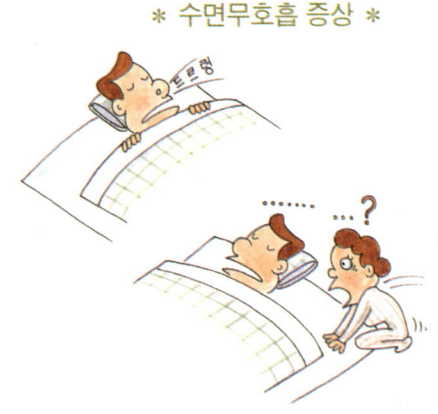

수면 무호흡증을 진단하기 위해서는 수면 다원 검사를 받아야 한다.

수면 중 무호흡증 환자의 3분의 2 가량은 중증도 이상의 비만이므로 체중을 줄이는 것이 급선무다. 살이 빠지면 수면 중 폐활량이 늘어나고 목젖이 숨구멍을 막는 것을 방지할 수 있어 호흡하기가 훨씬 쉽다.

코골이를 한다면 우선 생활 습관을 개선하는 것도 코골이를 치료하는 데 도움이 된다. 잠들기 3시간 전에 술이나 수면제를 먹지 말고 옆으로 누워 잠을 자면 코골이를 완화할 수 있다. 침대나 요의 머리맡을 약간 높이는 반면 높은 베개는 피하는 것이 좋다. 물론 술은 증상을 더욱 악화시키기 때문에 금해야 한다.

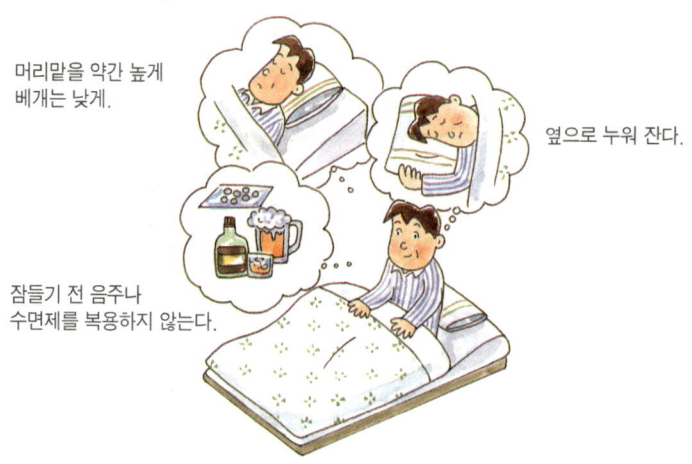

머리맡을 약간 높게 베개는 낮게.

옆으로 누워 잔다.

잠들기 전 음주나 수면제를 복용하지 않는다.

심한 코골음은 구개 인두 성형술로

코골이와 수면 무호흡증의 가장 빠른 치료는 수술 요법으로, 레이저로 비대해진 목젖을 절제하는 수술이 많이 쓰인다. 이 수술법은 목구멍 부위를 약물로 마취한 후 레이저로 늘어진 목젖을 절제하는 것으로, 수술 시간은 15분 내외이며, 환자는 의자에 앉은 채 수술을 받는다.

이 외에도 고주파 온열 수술도 효과적이다. 이것은 특수 전극이 부착된 바늘로 자극을 주면 고열이 발생하는데, 이를 이용해 조직을 파괴하는 방법이다.

구개 인두 성형술도 코골이를 효과적으로 치료할 수 있는 수술법이다. 이것은 입천장과 목젖, 편도선 일부를 절제해 공간을 넓혀주는 것으로, 전신 마취를 하고 시술하는 것이다.

구개 인두 성형술의 수술 과정을 살펴보면 다음과 같다. 먼저, 입을 벌리는 도구인 개구기(開口器)를 부착한 다음, 혀 왼쪽 부위의 편도선을 떼어 낸 후 오른쪽 편도를 떼어 낸다. 그리고 나서 레이저와 전기 소작기(보비)를 번갈아 이용해 입천장 부위를 양쪽으로 절제한다. 정상적인 경우보다 이 부위의 살이 처져 있으면 잠잘 때 기도를 막으면서 깃발이 펄럭이듯 떨리는 소리를 내면 코를 골게 된다.

비만인 사람들은 입 안에도 살이 많이 찌게 되는데, 이 살(점막)이 수면 동안 늘어지면서 코를 많이 곤다. 그 다음 입천장에서 혀 쪽으로 이어진 부위에서 폭 5㎜ 안팎, 길이 3~4㎝ 정도를 잘라 낸다. 이때 잘라 내면서 바로 꿰매야 하며, 목젖을 중심으로 양쪽 점막을 제거한 탓에 유난히 길게 보이는 목젖을 전기 소작기를 이용해 알맞은 크기로 잘라 주는 것으로 수술은 마무리된다.

마지막으로 전기 소작기를 이용해 수술 부위 주변에 작은 상처를 대여섯 개 내준다. 이 상처들이 아물면서 점막을 당겨 주는 효과가 있기 때문이다.

* 구개 인두 성형술 *

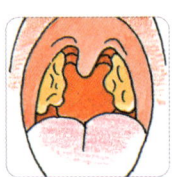
점막 봉합 후 수술 완료 모습

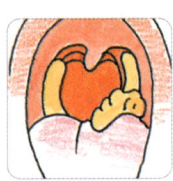
늘어진 입천장 및 목젖 일부를 제거한 후의 모습

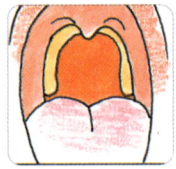
편도 비대 및 늘어진 입천장

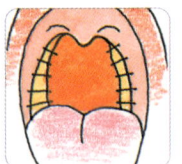
양측 편도를 제거하는 모습

구개 인두 성형술의 수술 시간은 약 1시간 정도 소요되며, 비용은 수면 다원 검사가 보험을 기준으로 20~30만원이다.

수술 후에는 5일 정도 입원해야 하는데, 왜냐하면 민감한 부위인 입 안을 수술하기 때문에 식사를 제대로 하지 못하기 때문이다.

고주파로 코골이에서 탈출하자

그동안 비후성 비염에 의한 코막힘이 있는 경우, 수술로 하비갑개를 잘라 냈지만 출혈과 수술 후 통증이 심한 것이 단점이었다. 반면, 코블레이터는 특수 전극이 부착된 바늘을 원하는 부위에 삽입, 고주파를 발생시키면 조직 세포의 이온이 충돌해서 순간적으로 고열이 발생하며, 이 고열로 조직을 파괴하는 치료법이다. 즉, 콧속에 부어 있는 점막의 부피를 현저히 줄일 수 있는 획기적인 수술법이라고 할 수 있다.

* 코블레이터 수술 *

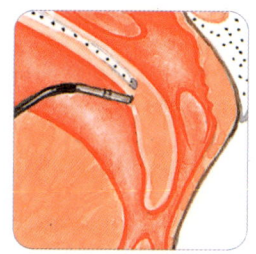 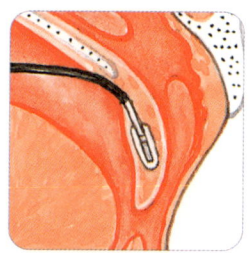

코블레이터 수술은 상처 없이 목젖 안 부위만을 융축시키는 수술이다.

이 방법은 바늘을 하비갑개 안으로 찔러 넣으므로 코 점막을 건드리지 않아 불쾌감이 적고, 수술 후에도 회복이 빠르다는 장점이 있다.

기존 레이저 또는 전기적인 에너지를 이용하는 수술 기구는 400~700도 가량 고열을 내므로 수술 부위나 주변 조직까지 손상되어 출혈과 통증이 있을 수 있으며, 수술 뒤 회복 기간도 상당히 오래 걸린다. 그러나 코블레이터는 40~70도 정도 낮은 열이 발산되어 손상이 극히 적고, 수술 후 통증도 거의 없다.

코블레어터 요법은 다음과 같은 요령으로 진행된다. 먼저 환자의 코에서 마취 솜을 제거한 후 코블레이터 바늘을 오른쪽 하비갑개에 찔러 넣는다. 이후 방향을 바꿔 가며 4분여 동안 하비갑개를 수축시킨다.

같은 동작이 왼쪽에서 10분 동안 이어지면 양쪽 하비갑개가 풍선 바람 빠지듯 쪼그라들면서 환자의 만성적인 코막힘이 해결된다. 마지막으로 만약에 있을 출혈을 막기 위해 수술 자리를 솜으로 채우는 것으로 수술은 완료된다.

코블레이터를 이용한 수술은 비후성 비염 외에 알레르기 비후성 비염, 편도선 수술, 코골이 수술 등에도 쓰인다. 비용이 싸고 수술 시간이 짧으며 합병증이 적다는 장점 때문에 널리 활용되고 있다.

Chapter 6

알레르기 때문에 고생이라면

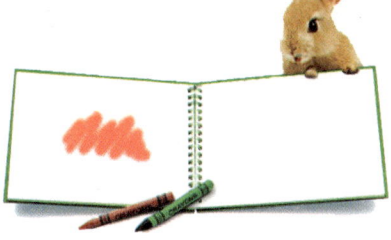

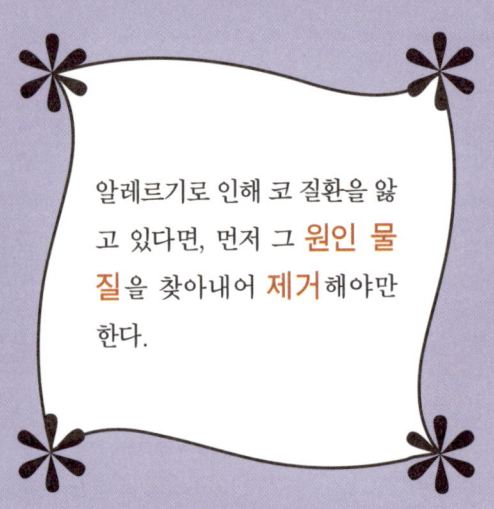

알레르기로 인해 코 질환을 앓고 있다면, 먼저 그 **원인 물질**을 찾아내어 **제거**해야만 한다.

1. 지긋지긋한 알레르기성 비염

알레르기 체질은 봄이 무섭다

감기와 알레르기의 차이점을 살펴보면, 우선 감기는 하루종일 콧물이 흐르고, 코가 막히면서 고열과 함께 온몸이 욱신거리는 증상이 한꺼번에 몰려온다.

그러나 알레르기성 비염은 주로 아침에 일어났을 때 발작적인 재채기를 하고 맑은 콧물을 흘리는 것이 특징이다.

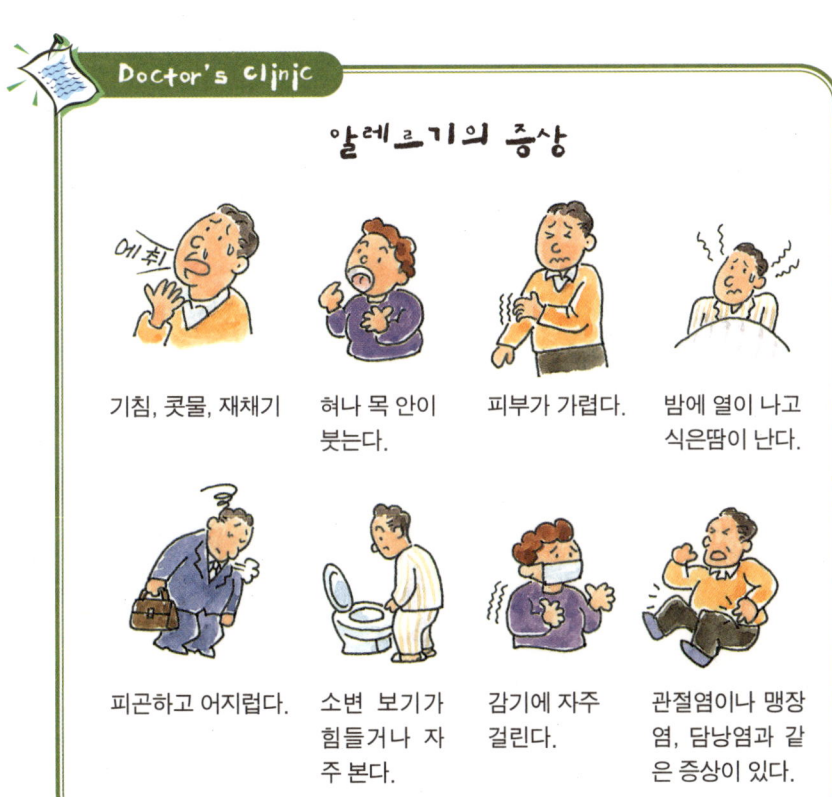

Doctor's clinic

알레르기의 증상

- 기침, 콧물, 재채기
- 혀나 목 안이 붓는다.
- 피부가 가렵다.
- 밤에 열이 나고 식은땀이 난다.
- 피곤하고 어지럽다.
- 소변 보기가 힘들거나 자주 본다.
- 감기에 자주 걸린다.
- 관절염이나 맹장염, 담낭염과 같은 증상이 있다.

📖 알레르기성 비염과 감기는 다르다

특징	알레르기성 비염	감기(감염성 비염)
발병	급격하게 자주 발병	코막힘, 콧물, 발열, 서서히 발병
재채기	현저함	없거나 가벼움
콧물	초기에는 맑지만 후기에는 진해짐	진하고 점액성, 점점 맑아짐
코막힘	자주 나타남	오히려 심함. 차차 없어짐
증상(가려움, 눈물, 결막염)	대체적으로 없음	대개는 없음
증상(발열, 몸살)	자주 나타남	자주 나타남
전염성	없음	현저함

봄철에 유난히 알레르기 질환이 기승을 부리는 이유는 꽃가루나 곰팡이 등의 요인이 대기가 불안정한 틈을 타 바람에 날리면서 더욱 작게 분해되어 코를 통해 기도 내로 유입되기 때문이다. 또 3~4월에 걸쳐 전국을 강타하는 황사나 미세 먼지, 분진 등도 알레르기를 악화시키는 주범이다.

이 때문에 알레르기성 체질인 사람은 봄을 맞기가 두렵다. 먼지가 많고 꽃가루가 날리는 계절적인 특성 탓에 증상이 심해지기 때문이다.

알레르기성 비염은 집먼지나 집먼지 진드기, 꽃가루, 동물의 털, 곰팡이, 곤충, 음식물 등과 접촉할 때 코에 알레르기 반응을 일으키는 질환으로, 헐거워진 수도꼭지처럼 콧물이 줄줄 흐르고 재채기가 계속된다.

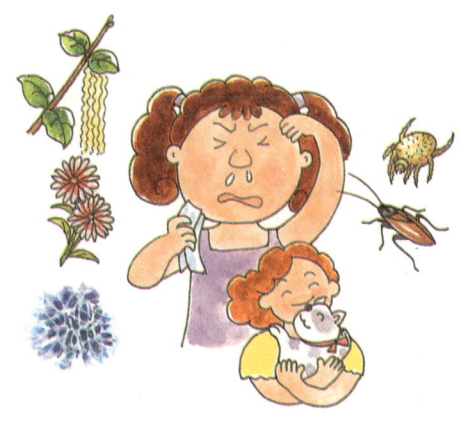

알레르기의 원인 물질

애완동물의 털, 꽃가루 등과 접촉하면 알레르기 반응을 일으킬 수 있다.

심하면 양쪽 코가 번갈아 가며 막히기 때문에 목소리까지 변하기도 한다. 또 다른 증상은 눈과 귀가 아프고 열이 나기도 한다. 아이들의 경우 코막힘이 있으면 정신 집중이 되지 않아 성적이 떨어지며, 다른 친구들과 어울리기를 꺼려하는 대인 기피증까지 생겨날 수 있다.

지긋지긋하게 여기면서도 코막힘은 치료가 어렵다는 생각으로 방치하는 경우가 많아 치료 시기를 놓쳐 안타까운 일에 직면하는 사례도 종종 있다.

코가 막히고 콧물이 흐르는 이유

콧속 점막에 염증을 일으키는 알레르기성 비염은 최근 20년 동안 환자 수가 3배 이상 늘어난 것으로 조사 결과 밝혀졌다. 그러한 통계를 보면 현재 전 국민의 20퍼센트 정도가 이 병을 앓고 있다는

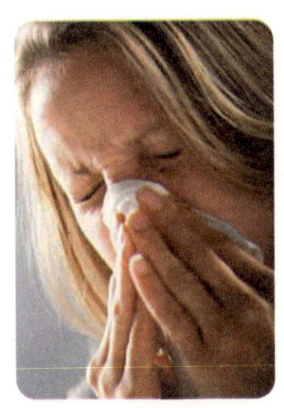

알레르기성 비염 콧물과 재채기는 물론 목소리의 변형, 발열, 대인 기피증까지 유발하기도 한다.

6장 알레르기 때문에 고생이라면

진단도 가능하다.

코막힘, 재채기, 맑은 콧물이 나타나는 3대 증상 가운데 특히 코막힘이 심해 환자의 절반 이상이 이를 가장 괴로워한다. 재채기와 콧물은 아침에 일어났을 때 심했다가 오후가 되면서 줄어들지만 코막힘은 이때부터 심해진다.

비염 증상은 코감기와 비슷하다. 그래서 많은 사람들이 "항상 코감기를 달고 산다"고 말하지만 감기는 미열을 동반하고, 비염은 그렇지 않다. 그러나 코감기 역시 급성 비염이 원인이 되어 발생하는 경우가 많다.

특별한 원인 물질은 없지만 알레르기성 비염과 비슷한 증세를 보이는 비알레르기성 비염은 콧속 점막 혈관의 교감신경과 부교감신경이 부조화를 이루어 1년 내내 비염 증세를 보인다.

콧구멍을 좌우로 나누는 칸막이 뼈인 비중격이 휘어 공기 소통을 차단하기 때문에 '막히고', '흐르는' 경우가 많다.

Doctor's Clinic

알레르기성 비염의 대표적인 증상

- 발작적인 재채기가 계절에 따라 나타나거나 1년 내내 나타난다.
- 맑은 콧물이 주르르 흐르거나 끈적이는 콧물이 계속 머물러 있다.
- 콧물이나 콧속의 염증이 심해 항상 코막힘 증상이 생긴다.
- 눈, 코, 인후가 가려우며, 밝은 곳에 나가면 눈이 부시고 눈물이 난다.
- 항상 코가 막히고 콧물이 흘러 집중력이 떨어지고 대인관계에 문제가 발생한다.
- 증상이 가볍더라도 아침에 자고 일어나서 코가 가렵고 재채기가 나는 경우가 흔하다.

비중격 만곡증이라고 불리는 이 병은 정도의 차이가 있지만 전 국민의 80퍼센트 정도가 걸려 있다고 할 수 있다.

특히 뼈가 휜 안쪽은 공기의 통로가 작아 드나드는 과정에서 물혹이 만들어지기도 한다. 이 물혹은 다시 공기의 순환을 가로막아 점막의 자극이 심해지는 악순환이 발생한다. 그러면서 갈수록 코가 더 막히는 것이다.

어떻게 치료해야 하나?

오랫동안 이런 질환들로 고통을 겪은 많은 사람들은 수술을 하더라도 낫기만 하면 좋겠다는 간절한 열망을 갖고 있다.

치료가 어려운 만큼 고생이 지겹기 때문이다.

그러나 대부분 이 질환에는 약물 요법이 적절한 치료법이다. 약물은 증상에 따라 달리 사용된다.

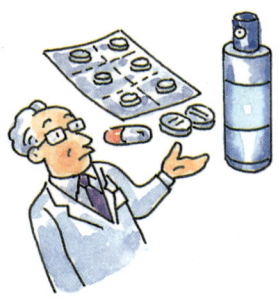
점막 수축제

코막힘이 심하면 점막 수축제를 쓰는데, 보통 먹는 것과 스프레이 등 두 가지가 있다.

다만, 습관적으로 사용할 경우 약효가 떨어진 뒤 원래보다 점막이 커지는 반발 현상이 나타날 수 있으므로 최대 5일 이상 사용하는 것은 좋지 않다.

아울러 알레르기성 비염은 수술을 해도 완치가 힘들므로 보통 알레르기를 일으키는 원인 물질을 찾아내어 이를 피하는 회피 요법 또한 널리 통용되고 있다.

📖 다양한 알레르기 비염 치료법

요법	치료법
회피 요법	알레르기성 비염 치료의 1단계로, 원인이 되는 물질을 찾는 것이 중요하며, 원인을 알게 되면 원인의 제거 및 회피 요법을 시행한다. 실내를 청결히 하고, 먼지가 쌓이기 쉬운 카펫이나 소파를 치워 보거나, 베개나 침구류를 주기적으로 뜨거운 물로 세탁하며, 실내의 온도와 습도를 조절해서 진드기가 번식할 수 있는 조건을 만들지 않도록 한다. 꽃가루가 날릴 때는 되도록 외출을 삼가고 부득이하게 외출할 때는 안경이나 마스크를 사용하도록 한다. 외출에서 돌아와서는 바로 코를 풀고 물로 눈을 씻도록 한다. 급격한 온도 변화, 자극적인 화장품 및 향수, 담배 연기, 방향제나 스프레이의 사용을 피하고, 집 안에는 공기 정화기를 이용하도록 한다.
약물 요법	회피 요법의 다음 단계로, 항알레르기 약물, 국소용 스테로이드 등을 적절하게 사용해서 환자의 증상을 가라앉게 하고 투약 횟수를 줄이는 방법이 있다. 국소용 스프레이는 콧속에 약물을 분무해 주는 것으로, 먹는 약에 비해 부작용이 적어 알레르기성 비염 환자들이 널리 사용하고 있다.
면역 요법	3년 이상의 치료 기간이 필요하며, 적지 않은 노력과 경제적인 뒷받침이 요구된다. 치료 효과 역시 아직은 불확실하다.
수술 요법	여러 가지 방법으로도 치료 효과가 없는 경우 사용한다. 수술법은 대부분 탄산가스 레이저를 이용해서 예민한 콧속 점막을 지진 다음 굳은살로 만들어 증상을 해결하는 레이저 수술이 많이 시행되며, 코의 칸막이 뼈를 바로 잡아 주면서 커져 있는 코의 점막을 작게 하는 수술을 병행한다. 수술 시간은 30분 정도에 불과하며, 당일 수술 후 당일 퇴원이 가능하다.

심할 때는 항히스타민제를 복용

항히스타민제로는 코막힘에 별 효과를 볼 수 없으며, 최근에는 양쪽의 기능을 상호 보강한 항히스타민 점막 수축 복합제가 많이 사용되고 있다. 약물 치료가 2~3개월 이상 지속되어도 효과가 없으면 수술을 신중하게 검토해야 한다.

비염은 오래 방치했을 경우 코를 풀어도 콧물이 잘 나오지 않고 뒤로 콧물이 넘어가는 만성 비후비염으로 발전할 수도 있다. 이 경우에는 코 안쪽의 비갑개 부위가 두꺼워지는 경우가 많아 이를 절개하는 수술을 받아야 한다. 비중격 만곡증 역시 수술로만 완치가 가능하다.

평소 집에서 할 수 있는 방법으로는 생리 식염수로 콧속을 세척해 주거나 더운 물수건으로 코를 따뜻하게 감싸 주는 것이 좋다. 또 섭씨 40도 안팎의 증기를 코로 흡입해 염증을 완화하거나 양말을 신어 발을 따뜻하게 보호해 주는 것도 좋다.

Doctor's clinic

알레르기성 비염 예방법

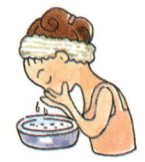
생리 식염수로 콧속을 세척한다.

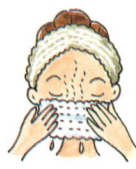
더운 물수건으로 코를 따뜻하게 감싸 준다.

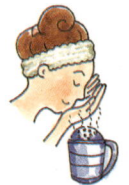
섭씨 40도 정도의 증기를 코로 흡입한다.

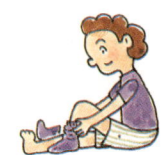
양말을 신어 발을 항상 따뜻하게 한다.

🩺 원인 물질부터 찾아내자

가장 근본적인 치료법은 알레르기 질환을 일으키는 원인 물질을 찾아내어 제거하는 것이다. 집먼지 진드기가 원인으로, 담요·양탄자·천으로 된 소파, 봉제 인형 등을 멀리하고, 진드기가 잘 번식할 수 있는 고온 다습한 환경을 없애야 한다.

침대 매트리스나 베개는 먼지가 통과할 수 없는 특수 커버로 싼 후 천을 덮어서 사용하는 것이 좋다. 또한 자극에 의해 코가 극도로 예민해진 상태이므로 모든 종류의 자극을 멀리하는 것이 좋다. 특히 찬 공기, 급격한 온도 변화, 담배 연기, 방향제나 스프레이 등을 피해야 한다. 음식을 조리할 때는 냄비 뚜껑을 닫고 환풍기를 가동해 냄새가 퍼지는 것을 막도록 유의한다.

참고로 한방에서는 알레르기성 비염의 주요 원인을 수독(水毒), 즉 물의 나쁜 기운 때문으로 분석한다. 때문에 알레르기성 비염은 체질적으로 수독이 쌓이기 쉬운 태음인에게 많이 나타난다고 알려져 있다.

태음인의 특성상 간의 기운은 왕성하지만 폐의 기능이 약해 외부의 항원 물질인 꽃가루, 애완동물의 털, 집먼지 진드기 등이 호흡기로 들어오면 그 즉시 수독이 반응해서 콧물과 재채기를 유발한다고 한다.

또한 코 알레르기 질환은 외형적으로 마르고 팔다리가 늘씬한 체형과 냉증 체질의 여성에게 많이 볼 수 있는 것이 특징이다. 특히 몸이 차가운 여성들에게는 알레르기 체질을 개선하기 위해 몸을 따뜻하게 해주는 것이 급선무이다. 식품으로는 밤·연근·인삼·생강 등 성질이 따뜻한 음식을 상식하는 것이 도움이 된다. 반면에

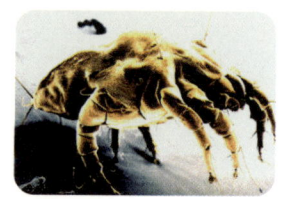

알레르기 질환을 일으키는 주요 원인인 집먼지 진드기

배·콜라·포도 등 찬 식품은 되도록 피하는 것이 좋다.

알레르기성 비염 탈출을 위한 일상 요법

1. 실내 습도를 40~50퍼센트 정도로 조절해 건조해지는 것을 막는다.
2. 하루 한 번 이상 생리 식염수로 코를 세척한다.
3. 죽염이나 짠맛이 진한 소금물로 세척하는 것은 피한다.
4. 황사가 있을 때 외출을 삼가고 외출 시 마스크나 안경을 착용한다.
5. 외출에서 돌아왔을 때, 얼굴과 손을 깨끗이 닦아 주고 입 안을 양치한다.
6. 바람이 강한 맑은 날에는 창문을 열지 않는다. 이때는 침구류를 밖에 널어 말리지 않는다.
7. 에어컨을 이용해 실내 환기를 하고 공기 정화기를 사용하면 실내에 들어온 먼지를 제거하는 데 도움이 된다.

2. 꽃가루 알레르기, 이렇게 맞서라

 천식으로 생명이 위험하기도

알레르기 증상이 감기와 비슷해 알레르기 원인 물질에 닿으면 눈이 가렵거나 붓고 충혈되며, 콧물, 재채기, 코 막힘, 귀 가려움 등의 증상이 생기기도 한다. 기관지로 들어오면 재채기나 콧물 등이 심해진다. 천식이 있으면 숨쉬기도 어려워 졸도하거나 심하면 숨지기도 한다.

사람에 따라서는 전신에 두드러기가 생기는가 하면 원래 있는 아토피성 피부염도 악화한다. 눈에는 눈물과 결막염도 생긴다. 이런 현상은 꽃가루가 몸 속에 들어가면 면역 세포가 과잉 반응을 일으켜 가려움과 염증 등을 유발하는 물질을 분비하기 때문이다.

알레르기 증상은 오전에 특히 심하게 나타난다. 꽃가루는 해가 뜬 직후부터 오전 9시까지 가장 기승을 부리는 탓이다.

보통 꽃가루 알레르기는 20~40대의 젊은 층에서 많이 발생하지만 최근에는 어린아이부터 중년층 이후까지 확산되는 추세다. 어린아이나 노인에게 흔히 나타나는 꽃가루 알레르기는 주로 국화·과꽃·데이지·야생쑥꽃·야생 흰국화 등의 꽃가루가 주원인이다. 이런 꽃을 직접 만지거나 공기 중에 날아다니는 꽃가루가 피부에 닿으면 눈 주위, 얼굴, 목, 손, 팔 등 노출 부위의 피부가 벌겋게 변하고 가려워진다.

* 알레르기 음식 물질(아동용) *

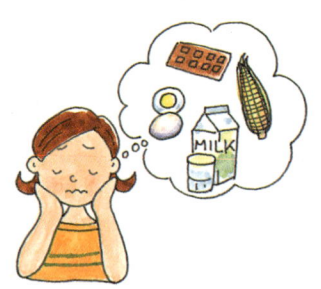

우유, 초콜릿, 옥수수, 달걀 등은 알레르기를 일으키기 쉽다.

🏥 예방이 최선의 치료법이다

꽃가루 알레르기성 비염을 치료하는 가장 근본적인 방법은 원인 물질을 피하는 것이다.

물론 꽃가루가 날리는 몇 개월 동안 두문불출하며 원인 물질을 피한다는 것이 말처럼 쉽지는 않지만 조금만 신경 쓰면 어느 정도 예방하는 것은 가능하다.

우선 자신이 앓는 알레르기의 원인이 되는 꽃가루가 무엇인지 정확히 알아야 한다. 어떤 꽃가루가 원인인지 확인하면 그 꽃이 피는 계절에는 외출을 삼가고 방문을 잘 닫음으로써 꽃가루가 실내로 들어오는 것을 차단해야 한다. 이때 공기 정화기도 많은 도움이 된다.

외출할 때는 마스크를 착용하는 것이 좋다. 헝겊으로 만들어진 일반 마스크는 꽃가루를 제거하는 데 아무런 도움이 되지 않으므로, 꽃가루용 마스크는 미세한 먼지까지 제거할 수 있는 특수 필터(헤파 필터)가 있는 것을 사용해야 한다.

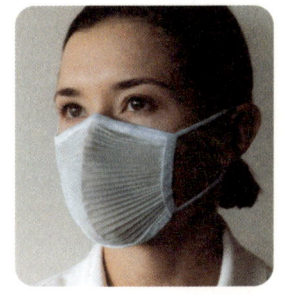

꽃가루 알레르기로 고생할 경우 외출할 때 반드시 마스크를 착용한다.

외출에서 돌아오면 겨드랑이와 허리, 팔 등 꽃가루가 닿기 쉬운 부위부터 잘 털어 낸 다음 몸을 씻는다. 알레르기성 비염이 있다면 하루에 한 번씩 생리 식염수를 코에 뿌려 주는 것도 도움이 된다. 단, 죽염이나 아주 진한 소금물로 씻으면 코에 자극을 주어 오히려 해로울 수 있으므로 주의해야 한다.

일단 알레르기 질환이 생기면 증세를 완화시키는 약제를 사용해야 한다. 이런 약제로 가장 대표적인 것이 가려움증을 가라앉히는 항히스타민제이다.

항히스타민제는 가려움증, 재채기, 과다한 콧물 등의 증상을 완화시킨다. 그 밖에 바르거나 뿌리는 항알레르기 약제인 클로몰린제, 스테로이드제 등이 있다.

🏥 알레르기가 심하면 응급 처치를

얼마 전 한 유명 여배우가 영화 촬영 중 알레르기로 응급실로 실려 갔다는 소식이 전해지면서 과연 알레르기 같은 질환으로도 그런 심각한 상황이 벌어질 수 있는가 궁금해하는 이들이 많았다.

그러나 실제 알레르기는 알려진 것보다 훨씬 더 심각한 질병이다.

특히 꽃가루가 기승을 부리는 날에는 흘러나오는 콧물로 고생이 이만저만이 아니고, 만발한 꽃만 보아도 콧구멍이 간질간질해짐을 느끼게 된다.

이처럼 알레르기를 일으키는 물질(알레르겐)로는 집먼지 진드기, 동물 털, 바퀴벌레, 꽃가루, 곰팡이, 곤충, 약물, 음식물 등이 있다. 원래 알레르기는 집먼지에 의해 가장 많이 발생하는데, 특히 봄철에는 꽃가루 알레르기 환자가 크게 증가한다.

나무, 화초, 잡초 등 모든 식물이 꽃가루 알레르기의 원인이 될 수 있다. 흔히 꽃가루 알레르기라고 하면 벚꽃·개나리·장미·목련 같은 향기 좋은 꽃이 원인일 것으로 생각하기 쉬운데, 실제로 이런 꽃들은 벌이나 나비가 꽃가루를 날라주는 충매화(蟲媒花)이기 때문에 잘 날리지 않는다.

알레르기의 원인이 되는 것은 꽃가루가 바람에 날리는 풍매화(風媒花)로, 오리나무·소나무·느릅나무·자작나무·단풍나무·버드나무·참나무 등이 바로 대표적인 풍매화다.

봄철에 공기 중에 흩날리는 사시나무·플라타너스 등의 씨털은 실제 꽃가루가 아닐 뿐만 아니라 알레르기성 질환과도 거의 무관하다.

꽃가루 예보란 무엇인가?

대한 소아 알레르기 및 호흡기 학회는 서울과 경기, 강원, 천안, 대구, 광주, 부산, 제주 등 전국 8개 지역을 대상으로 '꽃가루 예보제'를 시행하고 있다.

꽃가루 예보제는 전국 8개 지역 병원 옥상에 설치된 채집 장비에 담긴 정보를 이 학회 산하의 꽃가루 위원회에서 매주 분석, 홈페이지(www.pollen.or.kr)를 통해 일반인에게 공개하는 방식으로 이루어지고 있다.

예를 들어 알레르기를 유발할 가능성이 있는 꽃가루가 발견되면 이 꽃가루가 다음 한 주 동안 어느 정도 날릴 것이며, 알레르기 환자에게는 어느 정도 영향을 미칠 것인가 등을 분석해 예보한다.

학회는 시스템을 위해 1995년부터 알레르기와 호흡기 질환 분야의 전문의들로 '꽃가루 역학 조사팀'을 발족하여 운영하고 있기도 하다.

Chapter 7

*코 성형 · 코 질환에 관한 Q&A

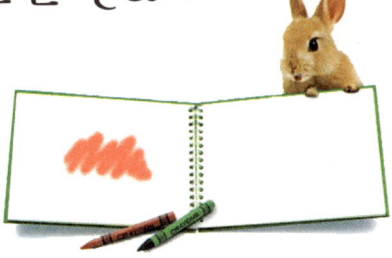

상담 내용들 중 많은 이들이
특히 궁금해 하는 것을 Q&A
형식을 빌어 설명하고자 한다.

코 성형 수술을 하고 나서 자칫 편견에 의해, 아니면 잘못된 선택으로 인해 피해를 보는 이들이 많다. 이런 이유로 코 성형을 원하는 이들의 불안도 큰 편이다.

따라서 이 장에서는 코 성형에 대한 전문적인 식견이 부족한 일반인들을 위해, 그리고 좀 더 나은 성형 서비스와 코 건강을 위해, 일반인들이 알고 싶은 내용이나 잘못 알고 있는 내용을 Q&A 형식을 빌어 설명하고자 한다.

1. 모양보다 자신감이 우선

Q 코 수술을 하고 싶은 여대생입니다. 코를 예쁘게 올리고 싶어 제 얼굴에 가장 어울리는 코가 어떤 모양일까 하고 인터넷도 찾아보고, 관련 책자도 살펴보았습니다. 그런데 제대로 이해되지 않더군요. 코를 올리더라도 가장 예뻐 보이게 하는 기준이 있나요?

A 코는 눈을 떴을 때 쌍꺼풀이 잡히는 부위부터 올리는 것이 가장 이상적이라 합니다.

앞에서 볼 때 양쪽 눈썹에서부터 선을 받아서 활처럼 휘어졌을 때가 가장 자연스러운 모습입니다. 그 모습을 사진으로 살펴보면 오른쪽과 같습니다. 다만, 수술 후 사진은 약간의 부기가 있는 상태입니다.

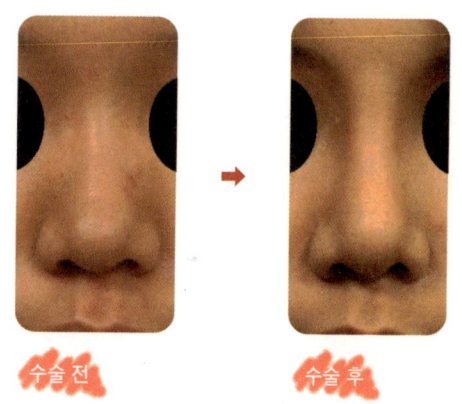

수술 전 → 수술 후

Q 모 텔레비전 프로그램에서 선생님이 출연하신 모습을 보았는데, 혹시 선생님도 수술하신 건가요? 그리고 제가 원하면 어떤 모양으로든 만들어 주실 수 있나요?

A 재미있는 질문 감사 드립니다. 이런 말을 하면 믿는 사람이 없지만, 실제로 두 분이 수술을 받기 전에 제 코처럼 만들어 줄 수 없느냐고 물었습니다.

하지만 저는 제 코가 보기 좋다는 생각을 한 적이 한 번도 없습니다.

그러나 저는 제 코를 고칠 수가 없습니다. 이유는 첫째 더 급하게 고쳐야 할 사람들이 있고, 둘째 제가 저를 수술할 수는 없기 때문이죠.

그러나 여러분은 걱정하지 마십시오. 이런 질문을 하시는 분들은 적어도 코가 가장 급하게 손봐야 될 부분일 것이며, 무엇보다도 제가 수술해 드릴 수 있기 때문입니다.

수술 후 예뻐질 것인가, 부작용이 없을 것인가 등이 두렵다면 이미 여러 사람에게 검증되었고, 경험이 많은 의사에게 시술을 받도록 하십시오. 어떤 사람은 운동에 투자하고, 어떤 사람은 기술을 습득하는 데 투자하고, 또 어떤 사람은 돈을 버는 데 투자합니다.

여러분의 코가 문제된다면 코에 투자하십시오. 꿈이 현실로 이루어지는 곳, 여러분의 얼굴에서 가장 문제가 되는 곳은 이제 더 이상 코가 아닙니다.

Q 저는 연예인보다 더 예쁜 코를 만들고 싶습니다. 하지만 어느 병원에 가야 할지, 과연 그만큼 해줄 수 있을지 궁금합니다.

A 참 난감한 질문입니다. 먼저 질문하신 분은 자신이 원하는 연예인과 비슷한 얼굴을 갖고 계신가요? 아니면 그 연예인과 얼굴이 같은데 코만 다른가요? 사람은 누구나 자기만의 독특한 이미지가 있습니다.

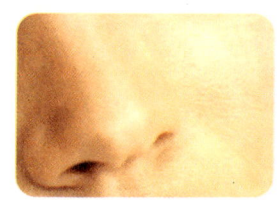

누구나 예쁜 코를 원한다. 하지만 자신의 얼굴과 조화를 이루어야 돋보이는 법이다.

질문하신 분이 원하는 연예인이 누구인지는 모르지만 예쁜 사람들은 많습니다. 누구에게나 코는 자신만의 코이며, 자기 얼굴 속의 코입니다. 따라서 누구와 같은 코를 만들었다고 해서 꼭 예뻐 보이는 것은 아니라고 생각합니다. 그분의 코를 떼어다 달아 준다 해도 말입니다. 자기의 얼굴에 맞게, 조화를 이루는 것이 중요합니다.
얼굴이 아주 날카롭게 생겼다면 남들이 선호하지 않더라도 복스럽게 만들어 준다면 더 어울리지 않을까요? 문제는 자신의 얼굴에 대한 자신감을 갖는 것이 우선이겠지요.

Q 평소 제 외모에 대해 불만이 많은 40대 직장인입니다. 이런 생각 때문인지 하는 일도 지지부진하고 짜증나기도 합니다. 그래서 코라도 수술을 하면 나아질까 싶기도 합니다. 수술을 한다면 이런 성격도 고칠 수 있을까요?

A 상담을 해드리기 전에 먼저 저에 대해 간단하게 소개드리

겠습니다. 저는 공업고등학교를 졸업한 후에 생산공으로 포항제철에서 만 8년 1개월을 근무했습니다. 그러다가 회사를 퇴직하기 3년 전부터 공부를 시작해서 퇴직과 함께 의대에 진학했습니다.

그렇게 다른 사람들보다 한참 늦게 이비인후과를 전공한 후에야 코 성형에 도전했습니다. 그리고 지금 자신하건대, 코 성형 분야에서는 으뜸이라고 생각합니다.

현재, 어려운 상황에 처해 있거나 뜻대로 일이 이루어지지 않은 분들이 있을 것입니다. 그러나 노력하면 이루지 못할 일은 없다고 생각합니다. 10대나 20대만 아름다운 인생이 아니고, 70대나 80대도 똑같이 중요한 인생입니다. 너무 늦었다고 생각하지 마십시오. 어떤 일이 풀리지 않을 때 다른 사람이나 주변의 상황 또는 외모 때문에 안 된다고 생각하지 마십시오. 자신의 노력이 부족했기 때문일 겁니다. 이제라도 승부를 거세요. 하지만 가장 중요한 것은 '죽을 각오로 해야 한다' 는 점입니다. 미래는 노력하는 사람들이 얻을 수 있습니다. 자신의 외모를 탓하기 이전에 자신의 노력이 얼마 부족했는지, 어떻게 살아야 할 것인지를 먼저 생각해야 합니다. 얼굴은 마음의 거울이니까요.

2. 철저히 이해하고 준비하자

Q 평소에 코 부분에 불만이 많았던 저는 몇 년 전부터 코 성형

수술을 고려하고 있습니다. 그런데 수술 후 부작용이 걱정되어 망설이고 있습니다.

A   평소 이런 질문은 자주 듣습니다. 부작용이나 재수술이 한 번도 없는 의사는 이 세상에 신밖에 없을 것입니다. 실제로 제 경우에도 10퍼센트 정도에서 재수술을 시행하고 있습니다.

가장 우려되는 부작용은 수술 후 1퍼센트에서 발생할 수 있는 염증입니다. 염증은 약을 쓰면 50퍼센트는 좋아집니다. 그러나 50퍼센트는 삽입물을 빼야 합니다. 그러나 약을 써도 가라앉지 않는 염증은 삽입물을 1주일 안에 빼면 심각한 문제는 일어나지 않습니다. 뺀 후에는 3개월 정도 지난 후에 다시 수술을 받도록 합니다. 이후에 또다시 염증이 일어날 가능성은 1퍼센트 정도가 됩니다. 이렇게 두 번 연속 염증이 발생할 가능성은 만 분의 1이므로, 전문의라면 20년에 한 번 일어날 수 있는 일이 될 것입니다.

그래도 혹시나 있을지 모를 부작용을 줄이기 위해 코 성형을 원하는 분이라면 코 성형만을 전문적으로 하는 전문의를 찾는 것이 부작용의 빈도나 심각성 등을 고려할 때 훨씬 나을 것으로 여겨집니다.

Q   저는 피부가 굉장히 얇습니다. 그래서 콧대를 높일 때 인조 근막으로 실리콘을 덮어 주면 비치지 않을까 걱정입니다. 아울

러 고어텍스로 높여도 모양이 예쁘게 나올지 궁금합니다. 나중에 많이 낮아질 수 있다고 하던데요?

A 인조 근막, 즉 알로덤이나 진피 지방, 연골 등으로 감싸서 넣으면 덜 비치기는 합니다. 그러나 그것보다는 수술면을 정확히 잡는 것이 더 중요합니다. 피부 쪽으로 이식물을 심하게 넣으면 비칠 수 있습니다.

흔히 실리콘이 부작용은 많지만 모양이 제일 예쁘다고 생각합니다. 그러나 저는 반대로 생각합니다. 천차만별의 코에 기성복처럼 찍어서 나오는 실리콘을 조금 다듬어서 넣는다고 다 똑같이 예뻐지지는 않습니다. 어떤 재료를 쓰느냐에 상관없이, 코를 예쁘게 만든다는 기본 전제를 토대로 출발해야 합니다.

질문하신 고어텍스는 압착되면 낮아진다고 하지만 몸속에 들어가면 압착된 것 이상으로 물을 먹어 불어나고, 미리 압착해 넣기 때문에 예측이 가능합니다.

Q 저는 중학교 2학년 여학생입니다. 꼭 병원에 가서 성형 수술을 받지 않고도 자기 전에 코를 마사지한다든지 해서 코를 높이는 데 조금이나마 도움되는 것들이 있나요? 그리고 또 한 가지 궁금한 것이 있는데, 코는 언제까지 성장하나요?

A 결론부터 말씀드리면, 어떤 기구나 마사지를 통해서도 코

의 크기를 변화시킬 수는 없습니다. 기구 등을 이용하면 오히려 부작용이 발생할 우려가 있습니다. 아울러 코는 만으로 17세까지는 성장이 이루어지므로 그 이후에나 수술이 가능합니다.

Q. 수술할 때 개방형 수술과 코 안으로 하는 수술이 있다는데 차이점이 무엇인가요?

A. 최근에는 수술의 결과를 중시하여 개방형을 사용하는 경우가 대부분입니다.

개방형은 코 기둥에 절개를 넣어서 상처가 남을 수도 있다는 단점이 있지만 수술 시야가 좋아서 결과가 좋습니다.

비성형술을 위한 접근법을 크게 분류하면 비내 접근법과 비외 접근법이 있습니다. 그런데 지금까지는 반흔이 남지 않고 시술이 비교적 간단하며, 수술 후 변형이 작은 비내 접근법이 선호되어 왔으나 최근에는 비외 접근법의 시행이 증가하는 추세입니다.

이 중 비내 접근법은 다시 노출법(delivery approach)과 비노출법(nondelivery appraoch)으로 나눌 수 있는데, 이렇게 접근법을 분류하는 것은 비첨 수술을 위하여 변형의 정도에 따라서 선택하기 위한 것이며, 어떠한 접근법이든 곡비를 제거하든가 코를 높이는 등 콧등에 대한 기본적인 조작이 가능합니다.

아직까지 비내 접근법을 선호하는 전문의와 비외 접근법을 선호하는 전문의 사이에 논란이 있으나 숙련되고 완전한 교정을 할 수 있다면 어떤 절개법을 선택할 것인가 하는 것은 큰 문제가 되지 않습니다.

3. 수술 전 마취 방법과 작용에 대하여

Q 휘어진 코 때문에 수술을 받으려고 합니다. 그런데 보통 휘어진 코를 수술할 때는 전신 마취를 해야 한다고 들었습니다. 마취 사고도 그렇고 전신 마취를 하면 머리가 나빠질 수 있다고 하던데 사실인가요? 그리고 최근에는 수면 마취를 많이 한다는데 자세히 알고 싶습니다.

A 마취는 크게 신체의 전부를 마취시키는 전신 마취와 신체의 일부만을 마취시키는 국소 마취로 나눌 수 있습니다. 전신 마취는 환자들이 전혀 의식을 하지 못하고 잠을 자는 상태가 되는 것이며, 국소 마취는 의식은 깨어 있으면서 수술 부위만 아픔을 느끼지 않게 하는 것입니다.

전신 마취는 수술 중 전혀 의식이 없으나 수술 후 회복이 조금 늦고 국소 마취는 중간중간 깰 수 있으나 회복이 빠르다는 장점이 있습니다.

최근에는 전신 마취를 꺼리는 경향이 많으나 전신 마취가 위험한 것은 아닙니다.

미용 수술을 받는 사람들에게 가장 두려운 것 중 하나가 수술 시의 통증일 것입니다. 그렇다고 전신 마취로 수술을 하자니 좀 무섭기도 하구요.

이런 문제점을 해결하기 위해 저희 병원에서는 수면 무통 마취를 실시하고 있습니다. 보통 국소 마취를 할 때 마취 주사를 놓는 과정에서 무척 아픕니다. 그러나 국소 마취를 하기 전 수면 마취 약제가 주입되면 국소 마취 시 느끼는 통증을 전혀 느끼지 않을 수 있습니다.

환자가 원한다면 수술이 끝날 때까지 계속 수면 상태를 유지할 수 있으므로 통증을 느끼지 않는 상태에서 수술을 진행하게 됩니다.

4. 부작용 때문에 고민이라면

Q 저는 인천에 사는 25세의 직장인입니다. 열흘 전에 코 성형을 받았는데 너무 속상해요. 원래 코 모양도 나쁘지 않았거든요. 수술 전 연골을 사용하는 방법에 대해 상담했더니 그곳에서는 그 방법은 별로 효과가 없어 사용하지 않는다고 하더군요. 그래서 수술을 의뢰했는데, 그 후 코끝이 빨개지고, 돼지코처럼 뭉툭해졌으며, 코끝에 비해 눈과 눈 사이의 콧대만 너무 높은 듯합니다.

직접 뵙고 진단을 해야 정확하겠지만, 수술 부작용으로 인해 성격마저 변해 버린 것 같습니다. 어떻게 해야 하나요?

A 우선 코끝이 뭉툭해지고 콧구멍의 모양이 변한 것은 코끝까지 실리콘을 넣을 때 일어납니다. 같은 두께의 실리콘을 눈 사이부터 코끝까지 넣으면 코끝은 단단하지 않으므로 아래로 처지고 콧등만 높게 됩니다. 코끝이 눌리기 때문에 코끝은 펑퍼짐해지고 콧구멍은 삼각형에서 원모양으로 변합니다. 코끝까지 실리콘을 넣으면 코끝은 압력을 받아 붉어지고 탈출의 위험도 높아집니다. 코끝을 올려 주는 것이 중요한데, 이때는 자가 연골만을 이용해야 합니다.

수술한 지 10일 정도밖에 지나지 않았으므로 아직 콧등의 부기는 완전히 빠지지 않았겠군요. 콧등과 코끝의 부기는 2~3주는 지나야 완전히 빠집니다. 원래 재수술은 6개월 뒤가 좋지만 부기가 빠졌음에도 불구하고 모양의 변화가 심할 때는 언제든지 가능합니다.

우선 실리콘의 제거라도 하는 것이 좋을 것 같습니다. 다만, 자가 연골로 재수술할 경우 곧바로 수술하지 못하고 입원이 필요합니다. 그리고 수술 전날 담당 의사와 충분한 대화를 나누어야 합니다. 따라서 적어도 2주 전에는 반드시 한 번 정도 전문의를 찾아야 합니다.

사람은 많은 시행착오를 거치면서 성장합니다. 때로 실수를 한 것도 있고, 반대로 잘한 것도 있습니다. 모두 잘할 수는 없으며, 매번 실수하지 않을 수도 없습니다. 의사가 언제나 수술에 성공할 수는 없으며 환자가 언제나 그 결과에 만족할 수는 없습니다. 중요한 것은 질문하신 분이 잘못한 것은 없다는 점입니다. 여성이 아름다워지려는 것은 당연하며 아름다운 일입니다. 그러기에 남 앞에 서기를 부끄러워하지 마십시오. 부끄러워해야 할 사람은 당신이 아닙니다.

이번 일을 통해서 많은 것을 배웠을 것입니다. 그것은 실패가 아니라 경험이었다고 생각하십시오.

5. 코 질환, 원인부터 제거해야

Q 저는 젊었을 때부터 코를 골기 시작하더니 지금은 더 심해져, 아내가 같은 방을 쓰려고도 하지 않을 정도입니다. 이 때문인지 아침에 잠을 자고 일어나도 몸이 개운치 않고 머리가 계속 띵합니다. 이것도 병인가요? 그렇다면 어떻게 고칠 수 있나요?

A 코골이란 숨을 쉴 때 공기가 기도와 폐로 들어가기 전에 지나는 목의 인후부가 좁아져서 공기가 쉽게 드나들 수 없을 때 생기는 현상을 말합니다. 이 때문에 수면 중에 호흡곤란이 일어나는 것입니다. 이런 상태가 지속되면 낮 동안 심한 졸음과 피로함을 느끼고, 오랫동안 계속될 경우 고혈압, 부정맥, 심근경색 등과 같은 심각한 합병증을 일으킬 수 있습니다. 따라서 코를 곤다면 그 원인에 따른 습관 개선 및 수술 등 적절한 조치를 하는 것이 좋습니다.

대부분의 코골이 환자들은 잘못된 수면 방법이나 생활 습관이 원인인 경우가 많습니다. 따라서 수면 방법이나 생활 습관을 개선함으로써 코골이를 충분히 치료할 수 있습니다.

먼저, 옆으로 누워서 자는 것이 좋습니다. 아울러 술과 약물을 금해야 합니다. 비만증이 있는 사람은 목 주위와 폐에 압력이 가해져서 호흡이 더 어려우므로 체중을 줄여야 합니다. 물론 규칙적인 운동도 빼서는 안 됩니다. 운동은 체중 감량뿐만 아니라 근육을 보다 탄력 있게 유지하며, 폐의 활동력을 증진시켜 줍니다.

수술은 인후부의 구조물들을 줄이거나 제거해서 기도를 넓힐 목적으로 행해집니다. 현재 자주 적용되는 수술 방법은 목젖, 입천장의 일부와 편도선 같은 목구멍의 주위 조직을 잘라 내는 것으로, 전신 마취가 필요하며, 수술 후 하루 내지 이틀 정도 입원해야 합니다. 최근에는 레이저를 이용하여 국소 마취 후 목젖 전체와 입천장 일부를 제거하는 수술을 하기도 합니다.

Q 알레르기성 비염 때문에 늘 고생입니다. 여러 가지 요법을 해도 잠시뿐 다시 재발하고, 더 심하기도 합니다. 근본적으로 해결하는 방법은 없을까요?

A 알레르기성 비염이란 알레르기 염증 반응으로 인해 생기는 재채기, 콧물, 코 가려움 등의 증상을 보이는 코 점막의 질환을 말합니다. 최근 환경 오염에 따라 알레르기성 질환이 전 세계적으로 나타나고 있으며, 그 수요도 급증하는 추

세입니다.

 통계 자료에 따르면 알레르기성 비염의 발병률은 소아 15.5퍼센트, 성인 19.3퍼센트로 생각보다 많은 사람들이 알레르기성 비염으로 고통받고 있는 것으로 조사되었습니다. 그런데 알레르기성 비염의 초기 증상이 코감기와 같아서 환자들은 병원을 찾기 전까지 자신의 질병을 모르는 경우가 많습니다.

 한편, 비염에는 유전적인 인자도 작용하는데, 부모 모두가 알레르기성 질환이 있는 경우에 그 자녀는 80퍼센트, 한쪽 부모가 있는 경우에는 40퍼센트의 확률로 알레르기성 질환이 나타난다고 알려져 있습니다.

 그러나 알레르기성 비염은 주지하다시피 정확한 원인을 알아야만 치료할 수 있는 질병입니다. 그 원인은 집먼지 진드기, 꽃가루, 곰팡이 포자, 동물의 비듬 또는 털 등 공기 중의 알레르겐이라는, 알레르기를 일으키는 물질 때문입니다. 따라서 알레르기성 비염을 치료하는 가장 근본적인 방법은 이처럼 알레르기성 질환의 원인이 되는 물질을 미리 차단하는 것입니다. 집먼지 진드기는 특히 조심해야 하므로 집 안 환경을 깨끗이 하는 것이 중요합니다. 이 외에도 애완동물, 꽃가루 등의 유도 물질을 가급적이면 피하는 것이 좋습니다. 또한 외출 시에는 반드시 마스크를 쓰는 것도 한 방법입니다.

 물론 알레르기성 비염의 일반적인 치료로서 알레르기를 일으키는 물질인 알레르겐에 노출을 피하는 회피 요법, 약물 요법, 면역 요법이나 수술 치료 등이 있습니다만, 원인 물질을 해소하는 것보다 근본적이지는 않습니다.

부록

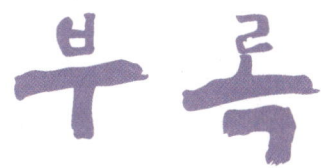

*
콧병에 좋은 생활 요법

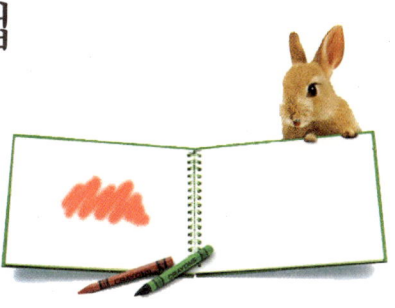

1. 콧병에 효과적인 민간 요법

🏥 목련

개화하지 않은 목련의 꽃봉오리를 신이화라고 부르는데, 이것을 달여 마시면 축농증에 매우 효과적이다.

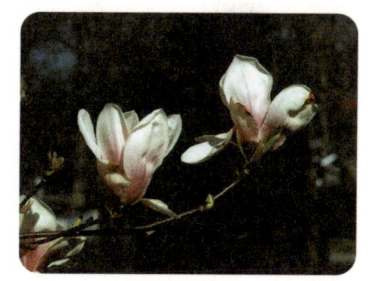

소화 장애나 간에 부담을 주는 등의 부작용도 없어 꾸준히 복용하기에 적당하다.

신이를 구하기 어려울 경우 삼백초 달인 물이나 귤 껍질 또는 박하를 달여 마셔도 좋다.

🏥 무

무에는 통기 작용이 있으므로 냄새를 맡지 못하거나 코가 뚫리는 데 도움이 된다. 아울러 무 즙을 탈지면에 묻혀서 콧구멍에 넣어 두어도 좋다.

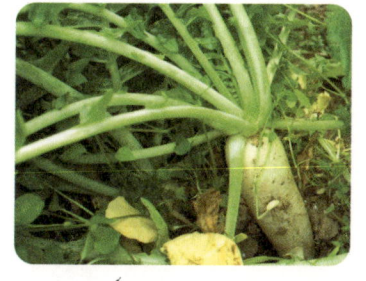

비염의 경우 무를 즙내어 면봉에 적셔 코 점막에 골고루 바르면 코가 뚫린다. 다만, 너무 깊게 바르면 염증이 발생할 우려가 있다.

박새풀

8월에 박새풀을 채취한 뒤 깨끗하게 씻어서 그늘에 말린 다음 보드랍게 가루를 내어 콩알 크기로 솜에 싸서 콧구멍을 막는다. 하루에 두 번씩 갈아 넣는다.

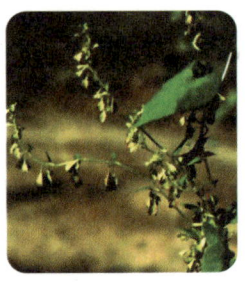

벌꿀

고대 이집트인들은 몸이 좋지 않을 때 꿀을 먹었다고 한다. 아울러 꿀이 알레르기성 비염이나 결막염 등에도 효과적이라는 연구 결과가 있기도 하다. 하지만 만 한 살 미만의 신생아는 피하는 것이

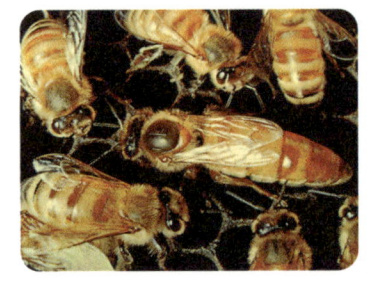

좋다. 또한 벌꿀은 성질이 더우므로 소화기의 기능이 허약하고 냉한 사람은 좋지만 그 반대인 경우에는 가급적 피하도록 한다.

생강

생강을 썰어 말린 다음 꿀과 섞어 콩알만하게 환약으로 만들어 콧구멍에 넣고 솜으로 막으면 농이 흘러나온다.

이것은 막힌 코를 뚫어 비강 내의 콧물을 빠져나오게 하는 방법으로, 약을 솜에 싸서 코 안에 넣는 것보다 안전하다. 약제도 쉽게 구할 수 있으므로 코가 가득 차 있는 사람은 해볼 만하다.

그러나 10분 이상 넣고 있는 것은 무리이고, 매일 하는 것도 좋지 않다.

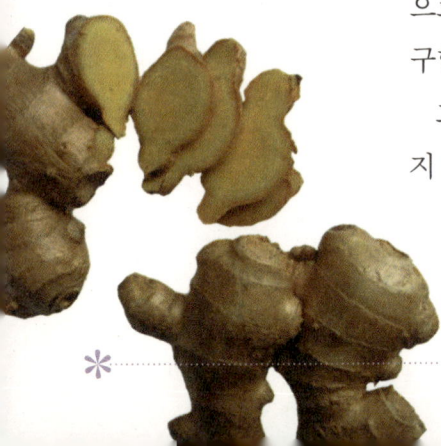

알레르기성 비염으로 인해 재채기가 그치지 않을 때에는 생강즙을 몇 방울 떨군 미지근한 물에 코를 씻으면 좋다.

생강은 코막힘이 있거나 몸이 으슬으슬할 때 따뜻하게 마셔도 효과적이다.

솔잎

솔잎은 풍습을 다스리고 오장육부를 편하게 한다. 이것을 말려 차로 만들어 꾸준히 먹으면 비염의 치료와 예방에도 큰 도움이 된다. 솔잎을 따서 잘 말린 다음 물에 넣고 색이 노랗게 우러날 때까지 은근하게 달여 차로 마셔도 좋다.

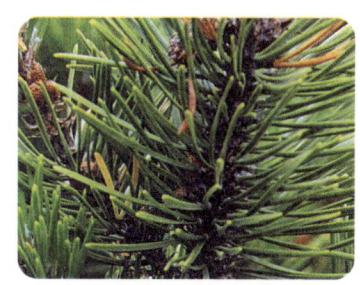

수세미

수세미 뿌리와 덩굴을 태운 후 가루를 내어 하루에 세 스푼씩 먹는다. 만성 축농증으로 피 같은 농이 흐르거나 머리가 무거울 때 효과적이다.

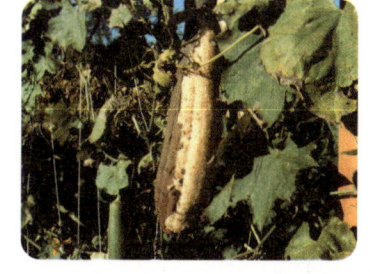

수세미 뿌리, 잎, 줄기, 덩굴, 열매 모두에는 축농증 치료 성분이 들어 있다. 수세미는 축농증에 가장 효과적인 것으로, 즙을 내거나 말린 후 끓여 마셔도 좋다.

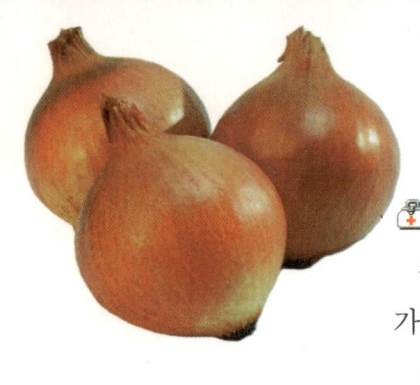

양파

감기로 머리가 지끈거리고 숨을 쉴 수 없을 정도로 코가 막힐 때가 있다.

이때 양파의 흰 부분을 얇게 썰어 가제 수건에 싼 후 코에 갖다 대어도 좋고 양파의 끈끈한 부분을 코밑에 붙여 두면 코가 곧바로 시원해진다.

또 뜨거운 물수건을 코와 이마 사이에 올려놓고 코가 위로 들리도록 누워 있어도 효과가 있다.

연근

연근은 비타민 C는 물론 칼륨도 풍부해 각종 알레르기를 다스리기에 적당하며 좋은 효과를 나타낸다.

비염에는 연근을 갈아 즙을 낸 다음 하루 반잔 혹은 한 잔씩 꾸준히 먹는다. 연근만 넣고 먹기 힘들면 당근을 약간 넣고 함께 갈아도 좋다.

옥수수

코에서 고름 같은 콧물이 나오고 냄새를 맡지 못하며 머리가 아플 때 옥수수엿을 사용한다.

옥수수로 물엿을 만들어서 하루에 30g씩 세 번씩 식후 30분에 먹는 것을 꾸준히 계속한다.

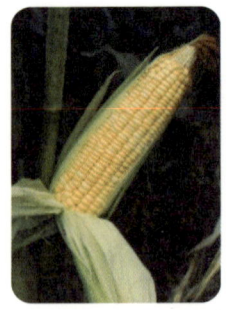

참외

참외 꼭지를 말려 곱게 가루를 낸 다음 콩알만하게 뭉친다. 이때 물을 약간 섞는다.

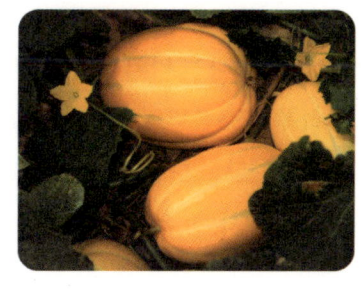

이것을 약솜에 싸서 양쪽 콧구멍에 넣으면 콧물이 잘 흘러 나와서 코가 시원해지고 막혔던 코가 확실히 뚫린다. 농이 나오지 않을 때까지 하되, 농을 삼켜서는 안 된다.

한편, 아이들은 솜이 풀어져서 비강 내로 들어가 썩거나, 코를 비비다가 점막을 상하는 수가 있으므로 하지 않는 것이 좋다. 어른일 경우에는 5분 정도 하는 것이 좋다.

황벽나무

황벽나무를 2~5월에 채취해서 속껍질과 잎을 약으로 쓰는데, 두껍고 심황색이며 매우 쓴 것이 좋다.

속껍질을 물에 약간 담갔다가 말려서 보드랍게 가루를 내어 하루 세 번, 콧구멍에 조금씩 넣는다.

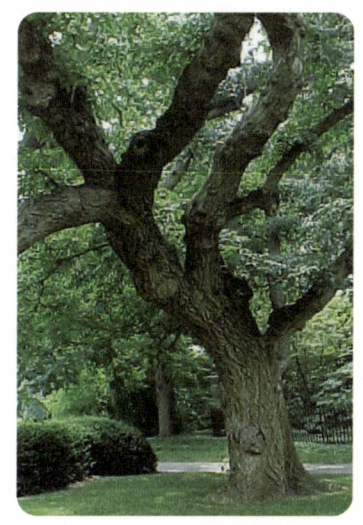

2. 즐기면서 하는 생활 요법

🧴 물구나무서기 운동
하루 2~3분씩 물구나무서기를 하면 코의 혈액 순환이 좋아져 비염의 치료에 도움이 된다. 평소에도 가끔씩 콧속을 소금물로 씻고 물구나무서기 운동을 하면 코감기와 비염을 동시에 예방할 수 있다.

🧴 비강 세척법
고개를 젖히고 소금(천일염 혹은 죽염)을 묽게 탄 물을 콧구멍 속으로 몇 방울 떨어뜨린다. 가만히 있으면 소금물이 목으로 넘어오는 것을 느껴진다. 그때 뱉어 낸다.

처음에는 콧속이 맵고 재채기가 날 수도 있지만 점차 편안하고 시원해지는 것을 느낄 수 있다. 양쪽 콧구멍을 번갈아 가며 반복한다. 이 방법은 급성, 만성, 알레르기성을 구별하지 않고 모든 비염 증상에 탁월한 효과가 있다. 아침, 저녁 하루 두 번이 적당하다.

🧴 족탕법
특히 겨울철에 발이 찬 사람은 발을 따끈한 물에 15분 정도 담그면 그 즉석에서 코가 뻥 뚫리는 경우가 많으며, 그 다음날 아침까지도 코가 시원해진다.

🧴 찜질법
재채기를 가라앉히려면 섭씨 45도쯤 되는 따뜻한 물수건으로 코를 덮어 준다. 이렇게 하면 재채기와 함께 코막힘도 개선된다.

코 마사지법

코의 양쪽 날개 부위에 열감이 느껴질 정도로 두 번째 손가락으로 20~30회씩 수시로 문질러 주거나 지압을 해주면 알레르기성 비염 치료에 도움이 된다.

그리고 콧방울 양쪽에서 0.5㎝ 부위, 양미간 사이, 코와 입의 중간의 인중 부위를 손가락을 이용해서 20~30회씩 눌러서 지압해 주는 것도 좋은 방법이다.

코 세척법

축농증의 경우 생리 식염수를 코로 들이마신 후 입으로 뱉고 입으로 물고 코로 '흥' 하고 뱉기를 반복해 코를 소독해 주면서 농을 없앤다. 한쪽 코를 막고 실시한 후 다른 쪽 코를 실시한다.

향기 요법

유카리스 향, 페파민트 향 등을 코밑 인중 부위에 묻혀서 향기를 맡거나 작은 병에 담아 휴대하고 다니면 알레르기성 비염 치료에 효과가 있다.

이런 향을 뜨거운 물에 몇 방울 넣은 후에 그 수증기를 코로 흡입하는 것도 좋은 치료 방법이다.

청년 건강백세 ⑫
코 성형·코 질환

초판 1쇄 인쇄 | 2004년 8월 15일
초판 1쇄 발행 | 2004년 8월 20일

지은이 | 정 동 학
펴낸이 | 신 원 영
펴낸곳 | (주)신원문화사
책임 편집 | 조 일 동

주소 | 서울시 강서구 등촌1동 636-25
전화 | 3664-2131~4
팩스 | 3664-2130

출판등록 | 1976년 9월 16일 제5-68호

* 잘못된 책은 바꾸어 드립니다.

ISBN 89-359-1208-5 04510